伤后急救自救"120"

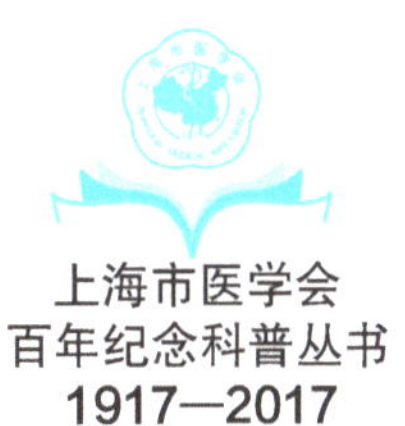

上海市医学会
百年纪念科普丛书
1917—2017

上海市医学会
上海市医学会创伤专科分会 组编

上海科学技术出版社

图书在版编目(CIP)数据

伤后急救自救"120" / 上海市医学会,上海市医学会创伤专科分会组编. —上海:上海科学技术出版社,2017.12

(上海市医学会百年纪念科普丛书)

ISBN 978 - 7 - 5478 - 3812 - 9

Ⅰ.①伤… Ⅱ.①上…②上… Ⅲ.①急救—基本知识②自救互救—基本知识 Ⅳ.①R459.7②X4

中国版本图书馆 CIP 数据核字(2017)第 277238 号

伤后急救自救"120"

上海市医学会
上海市医学会创伤专科分会　　组编

上海世纪出版(集团)有限公司
上海科学技术出版社　出版、发行
(上海钦州南路71号　邮政编码200235　www.sstp.cn)

字数:120 千字　　　印张 7.75
2017 年 12 月第 1 版　2017 年 12 月第 1 次印刷
ISBN 978 - 7 - 5478 - 3812 - 9/R·1508
定价:30.00 元

内容提要

　　颅脑创伤、胸腹部创伤、骨盆及四肢创伤、严重复合伤和多发伤、烧伤和动物咬伤，这是这本书部分章节标题。如果你觉得这些问题离自己的生活很远，那么来看一看以下场景。

　　疲劳驾驶、酒驾，交通事故频现；大雾天，高速公路上数十辆汽车连环相撞；空调修理工未遵守作业规范，不慎从高空坠落；匪徒持刀抢劫，砍伤无辜群众；步履蹒跚的老人不慎摔伤，倒地不起；学校里同学打闹嬉戏过火，有人头破血流；热血沸腾地参加马拉松比赛，不幸扭伤了脚脖子；好心地喂养流浪狗，却被咬了一口……

　　这些都是真实的生活场景，发生在我们的身边。受伤了怎么办？面对需要救助的伤员怎么办？是自救还是打"120"急救电话求助？本书会告诉你答案。

　　这是一本能携带的"120"，一本能印在脑海里的"120"，使你在面对意外创伤时不慌张、不凌乱，采取正确、规范的措施做好自我救助，并帮助他人实施院前急救，最大限度地减轻伤害导致的不良后果。

本书编委会

顾　　问：陈峥嵘　王秋根　阎作勤

主　　编：侯立军

副 主 编：孙玉强　于明琨　马　昕　田恒力　姜晓幸
　　　　　陆　骅

主编助理：韩凯伟　赵　亮

编　　委：（按姓氏笔画排序）

于晓巍　王　韧　王　敢　王旭阳　王君玉
王国栋　王蕴坤　毛恩强　卢亦成　代大伟
代荣晓　吕立权　朱　诚　朱　渊　任　力
庄澄宇　刘　杰　许　政　许硕贵　孙树杰
苏佳灿　李一明　李文放　李志强　李星辰
吴剑宏　吴晓明　应　奇　汪滋民　宋　佳
张　权　张　婷　张丹枫　张光霁　陈　鑫
陈子贤　陈元元　陈文钧　陈世文　陈先震
陈荣彬　赵晓菁　贲道锋　施德源　袁明远
徐志飞　高文伟　高国一　郭　衍　唐　华
唐　坚　唐明杰　海　舰　黄承光　梅其勇
盛卫忠　梁尔慷　董　艳　薛　强　薄隽杰

总　序

上海市医学会成立于 1917 年 4 月 2 日,迄今已有 100 年的悠久历史。成立之初以"中华医学会上海支会"命名,1932 年改称"中华医学会上海分会",1991 年正式更名为"上海市医学会"并沿用至今。

百年风雨,世纪沧桑,从成立之初仅 13 人的医学社团组织,发展至今已拥有 288 家单位会员、22 000 余名个人会员,设有 92 个专科分会和 4 个工作委员会,成为社会信誉高、发展能力强、服务水平好、内部管理规范的现代科技社团,荣获上海市社团局"5A 级社会组织"、上海市科协"五星级学会"。

穿越百年历史长河,上海市医学会始终凝聚着全市广大医学科技工作者,充分发挥人才荟萃、智力密集、信息畅通、科技创新的优势,在每一个特定的历史时期,在每一次突发的公共卫生事件应急救援中,均很好地体现了学会的引领带动作用。近年来,在"凝聚、开放、服务、创新"精神的指引下,学会不忘初心,与时俱进,取得了骄人的成绩。

2016 年,习近平总书记在"全国卫生与健康大会"上发表重要讲话,指出"没有全民健康就没有全面小康",强调把人民健康放在优先发展的战略地位。中共中央、国务院印发的《"健康中国 2030"规划纲要》明确了"共建共享、全民健康"是建设健康中国的战略主题,要求"普及健康生活、加强健康教育、提高全民健康素养",要推进全民健康生活方式行动,要建立健全健康促进与教育体系,提高健康教育服务能力,普及健康科学知识等。上海市医学会秉承健康科普教育的优良传统,认真践行社会责任,组织动员广大医学专家积极投身医学科普创作与宣传教育。

近年来,学会重点推出了"健康方向盘"系列科普活动、"架起彩虹桥"系列医教帮扶活动和"上海市青年医学科普能力大赛"三项科普品牌。通过科普讲座、咨询义诊、广播影视媒体宣传以及推送科普文章或出版科普读物等多形式、多渠道,把最前沿的医学知识转化成普通百姓健康需求的科普知识,社会反响良好。配合学会百年华诞纪念活动,其间重点推出了百场科普巡讲活动和百位名医科普咨询活动。上海市医学会以其卓有成效的科普宣教工作受到社会各界好评,荣获上海市科委颁发的"上海科普教育创新奖-科普贡献奖(组织)二等奖"、中华医学会"优秀医学科普单位"和"全国青年医学科普能力大赛优秀组织奖",成为上海市科协"推进公民科学素质"百家示范单位之一。

为纪念上海市医学会成立 100 周年,同时将《"健康中国 2030"规划纲要》精神进一步落到实处,我们集中上海医学界的学术领袖和科普精英编著出版这套科普丛书,为大众提供系统的医学科普知识以及权威的疾病防治指南,为"共建共享、全民健康"的健康中国建设添砖加瓦。在这套丛书里,读者既可以"读经典"——呈现《再造"中国手"》等丰碑之作,重温医学大家叱咤医坛的光辉岁月,也可以"问名医"——每本书约有 100 名当代名医答疑解惑,解决现实中的医疗健康困扰。既可以通过《全科医生,你家的朋友》佳作,找到你的家庭医生,切实地感受国家医疗体制改革的努力给大众带来的健康保障;也可以领略《从"削足适履"到"量身定制"——医学 3D 打印技术》《手术治疗糖尿病的疗效如何》等医学前沿信息,感受现代医学科技进步带来的福音。

经典丰满的内容,来源于团结奋进、齐心协力的编写团队。这套丛书涉及上海市医学会所属的 50 余个专科分会,编委达 2 000 余名,参与编写者近 5 000 人,堪称上海市医学会史上规模最大的一次集体科普创作。我相信,每一位参与科普丛书的编写者都将为在这场百年盛典中留下手迹,并将这些健康科普知识传播给社会大众而引以为荣。

在此,我谨代表上海市医学会,向所有积极参与学会科普丛书编著的专科分会编委会及学会工作人员,向关注并携手致力于医学科普事业发展的上海科学技术出版社表示衷心的感谢!

源梦百年、聚力同行,传承不朽、再铸辉煌。愿上海市医学会薪火不熄,祝万千家庭健康幸福!

上海市医学会 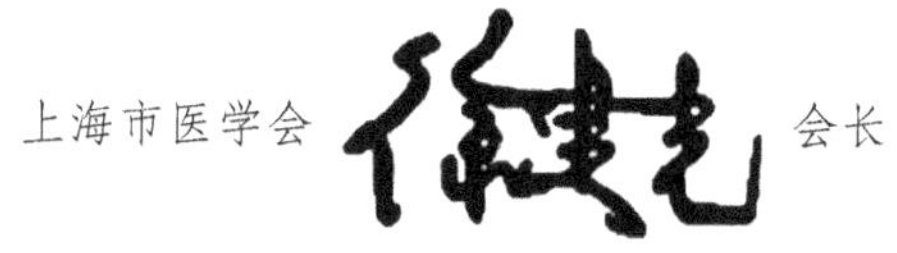 会长

2017 年 5 月

前　言

　　创伤具有发病率高、致死率高、致残率高的特点。在我国，创伤一直稳居死亡原因的前 5 位，特别是 34 岁以下青壮年的第一死因。其中，1/3～1/2 的创伤死亡发生在现场，因此加强创伤科普教育，提高人们伤后自救互救能力显得十分迫切。随着社会的发展，新的伤情、伤型、伤因、伤势也不断涌现，自救互救的方法不断改进和提高，创伤后自救和互救已成为人们必须具备的生活常识。

　　值此上海市医学会百年华诞之际，为响应上海市医学会"源梦百年、聚力同行，传承不朽、再铸辉煌"的号召，我们创伤专科分会认真编写了《伤后急救自救"120"》这本科普读物，它是上海市医学会百年纪念科普丛书中的创伤分册，除了纪念上海市医学会成立 100 周年之外，更主要是向广大读者推广权威性、高水平的科普知识，以提高人们的自救互救意识和水平。

　　本书由百余位来自上海市医学会创伤专科分会的名医共同编撰，其中不乏多位德高望重的大师、前辈。本书秉承严谨的科学态度和为人民服务的宗旨，融权威性、科学性、先进性和实用性为一体，深入浅出地介绍了创伤后的自救互救知识。"读经典"部分收集了上海创伤界各位名医大家的经典之作；而"问名医"部分则以简约精炼的问答方式，围绕生活中遇到的颅脑创伤、胸腹部创伤、骨盆及四肢创伤、严重复合伤和多发伤、烧伤和动物咬伤等各种创伤急救问题进行阐述，重点突出，条理分明，理论联系实际，使广大读者能在有限的时间内有所获益。

　　《伤后急救自救"120"》，这是一本能携带的"120"，一本能印在脑海里的"120"，使您在面对意外创伤时不慌张、不凌乱，以正确、规范的措施做好自我救助，并帮助他人实施院前急救，最大限度地减少创伤导致的不良后果。我们将以本书为依托，充分发挥创伤专科分会的专家优势和学术优势，力求为大众提供值得信赖的医学科普读本。

前言

　　本书的编撰得益于神经外科、骨科、胸心外科、普外科、泌尿外科、烧伤科、急救科、耳鼻咽喉科、口腔科等长期从事创伤救治的前辈大师和青年才俊的积累和智慧，我们期望，在构建知识的大厦时，它能成为一块基石。

　　最后，在本书即将付梓之际，请允许我代表上海市医学会创伤专科分会全体同仁，衷心地感谢上海市医学会的重托与信任，并向参与本书编写的各位专家和为本书的出版付出辛勤劳动的有关人士表示由衷的敬意！

　　创伤是可以预防的，损伤是可以控制的。让我们源梦百年，继续为广大人民群众保驾护航！

海军军医大学附属长征医院神经外科主任

上海市神经外科研究所所长

上海市医学会创伤专科分会主任委员

侯立军

2017 年 10 月

目 录

骨|盆|及|四|肢|创|伤

CHAPTER ONE

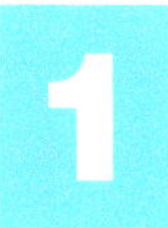

读 经 典

一、找回丢失的"秋波"
——创伤性眶上裂综合征的手术治疗

眼睛是五官当中最能够传情达意的一个器官，可以表达丰富的情绪和感触。人们常说的"暗送秋波"就是通过眼睛来传达情感。眼睛传达情感是由它周围的神经和肌肉的协调工作来完成的，首先神经将冲动传到其所支配的肌肉，肌群接收信号后部分收缩、部分舒张从而完成眼球的灵活运动。像"暗送秋波"这个动作，就是由睫毛伸直、眼球由下往上的"S"形运动以及瞳孔扩大这三个环节组成的，这样一组精细的眼部运动能表达出丰富的情绪语言，完成这一系列动作的肌肉群被称为秋波肌。

如果由于某些原因导致神经和肌肉发生了病变，眼睛视物和运动的功能也必将受到影响。我们经常可以见到有人因为病变或者外伤出现视物重影、眼球固定无法转动、眼睑下垂以及瞳孔扩大等现象，也就是医学上所说的眶上裂综合征，其原因主要有外伤、肿瘤、炎症及血管性疾病等。

出现这些症状以后，患者的社会活动及生活质量都将受到非常大的影响。实际上，这些病变只要得到及时有效的治疗，大部分是可以缓解甚至彻底恢复的。这里我们以创伤性眶上裂综合征为例，介绍一下该类疾病的治疗方法和注意事项。

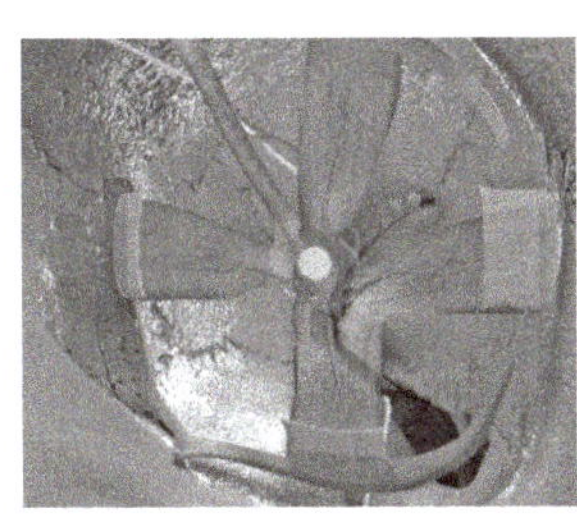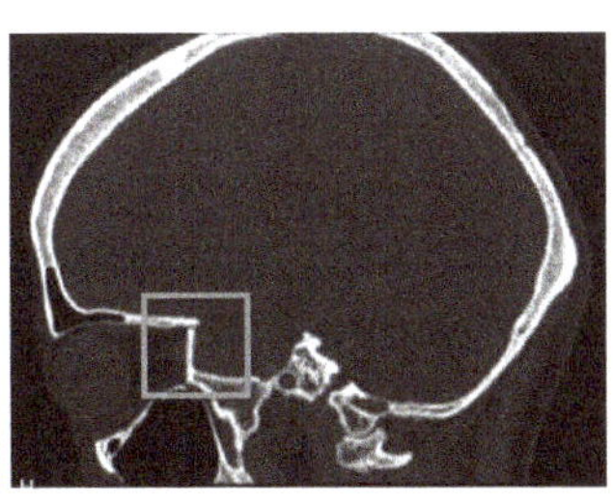

▲眶上裂减压术术前

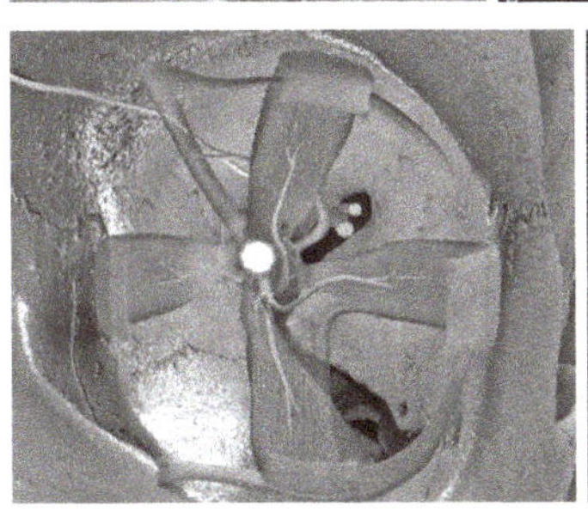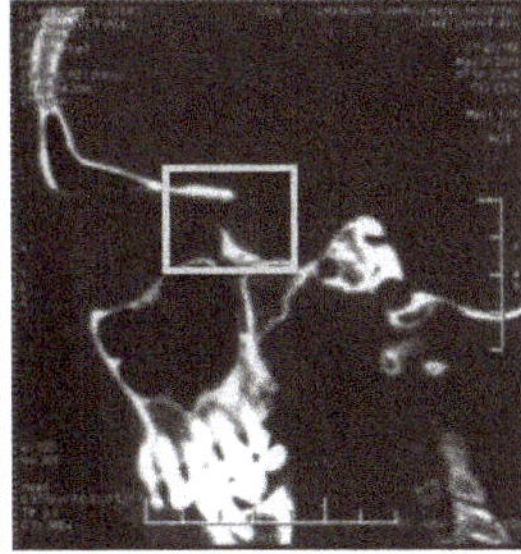

▲眶上裂减压术术后

创伤性眶上裂综合征多见于车祸、高处跌落等引起的外伤（蝶骨，尤其是小翼附近的骨折），由眼眶周围的骨性结构移位以及损伤后出血、形成动脉瘤或组织水肿压迫神经所致。动眼神经、滑车神经和外展神经受损会引起眼肌瘫痪，故而眼睑下垂、眼球不能转动。如果鼻睫神经受损则会导致角膜反射减弱甚至消失。

创伤后救援有"白金十分钟，黄金一小时"的说法，也就是说救治得越及时，伤者的预后也越有保障。因此，损伤发生后应该第一时间就医，根据伤情选择保守或者手术治疗。相当一部分患者的眼动功能及感觉异常可通过激素、脱水等对症治疗恢复，这种保守治疗可以避免手术探查对神经功能造成进一步伤害；然而对于部分损伤较重的患者，如有明确的蝶骨骨折、眶上裂狭窄或游离骨片，或者出现眼球固定、眼球突出、角膜反射消失及瞳孔扩大等较为严重的临床症状时，即使没有明确的影像学表现也应该进行手术治疗。如今显微外科技术的发展使得手术成功率越来越高，风险和并发症越来越少。同时，不断发展的影像学技术也能将外伤后颅内情况以及眶上裂与颅神经的关系呈现得更为清晰。对眶上裂进行 CT 三维重建可以明确有无眶上裂变形、骨折及游离骨片；MRI 检查可以了解有无神经受损及水肿，同时还能区分辨别碎骨片。这些信息能为医生选择手术方式和手术入路提供强有力的依据。通常经过及时、有效的干预治疗及后期的功能训练，患者的眼睑、眼动及视功能都能得到很大程度的恢复。

（侯立军）

○ 摘编自 CCTV《健康之路》专访 2011 年 5 月 16 日

—— 专家简介 ——

侯立军

侯立军，教授，主任医师，海军军医大学附属长征医院神经外科主任，上海市神经外科研究所和中国人民解放军神经外科研究所所长。中国医师协会创伤外科医师分会副会长，中华医学会创伤学分会常务委员，上海市医学会创伤专科分会主任委员，上海市医学会神经外科专科分会副主任委员。以颅脑创伤为主攻方向，在微创颅底外科（颅底创伤、颅底动脉瘤和颅底肿瘤）、脑血管疾病、脊柱脊髓疾病、颅脑肿瘤等各方面具有高深造诣。

二、致命的创伤性窒息

　　"创伤性窒息"是个不为广大老百姓所熟知的医学名词，然而它的发生频率并不低。从 2008 年汶川大地震等大型灾难性事件到不时发生的泥石流、塌方、校园、商场等公共场所的挤压踩踏乃至几乎每天都有发生的交通事故，其中相当一部分伤者都出现了创伤性窒息，不少人因此而丧命。

　　到底什么是"创伤性窒息"呢？ 在急性外力使胸部和上腹部遭受高强度挤压时，受伤者反射性深呼吸，声门痉挛，会厌紧闭，气管及肺内空气不能外溢，胸内压骤然升高，压迫心脏及大静脉。由于上腔静脉系统缺乏静脉瓣，这一突然高压使右心血液逆流而造成末梢静脉及毛细血管过度充盈扩张，并发广泛的毛细血管破裂和点状出血，甚至导致小静脉破裂出血。血流动力学改变引起相应复杂的病理生理改变，继而引起相应组织器官形态及功能的改变。患者多表现为颈部、上胸部、口腔黏膜以及颜面部出现皮肤青紫或瘀斑，能够发现散在的针尖样出血点。部分患者也可见球结膜水肿和鲜红色出血灶。意识清醒的患者有气促、胸痛、胸闷、呼吸困难、头痛、头胀及视物模糊等主诉。伤情较重的患者则可出现呕吐、四肢抽搐、意识丧失。其严重程度与所受压力大小、挤压时间的长短密切相关。

　　那么当事故发生后，应该采取哪些措施来尽可能地减少创伤对患者机体造成的损害，从而改善预后呢？

　　首先，解除患者的受压状态并观察其受伤情况，如伴有严重的颅脑外伤或脊柱、四肢等部位的严重骨折则不宜随意搬运伤者，以免造成血气胸或脊髓损伤等人为二次伤害。若无其他部位明显骨折，可令伤者采取半卧位，头部抬高 30°，使呼吸动作接近生理状态，并适当抬高上半身，利于血液回流以尽量解除伤者呼吸困难和窒息感。出现咯血、粉红色泡沫痰等疑似肺挫裂伤的患者应避免侧卧位，以防伤侧出血流入健侧支气管引起窒息。休克患者采取休克卧位，头和躯干抬高 20°～30°，下肢抬高 15°～20°。昏迷患者取平卧位，迅速清理呼吸道分泌物并将头偏向一侧，防止误吸。

　　除了基本的体位护理外，在有急救条件的情况下给予患者氧气面罩吸氧，当呼吸困难不能改善时应该立即行气管插管。喉头水肿时及时气管切开。出现急性呼吸衰竭先兆时要进行机械通气治疗,防止因缺氧引起脏器损伤,尤其是脑损伤,这将直接威胁到伤者的生命。对于有失血或休克征兆的患者尽快开放两条以上的静脉通路以便后续的对症支持等治疗。在完成现场基本的急救后应尽快送医。

此外,创伤性窒息多为突然发生,大部分患者尤其是青少年儿童除生理上受到伤害外,还伴随着心理上的强烈恐慌。因此,当患者神志清楚时应当给予适当的安慰,告知已脱离危害现场,尽量减少情景再现等恶性刺激,增加其安全感。儿童易发生创伤后应激障碍,出现睡眠障碍,性格、行为改变等情况,必要时需进行心理干预和行为治疗。

总之,创伤性窒息一般病情较重,起病急,病情变化快,因此早期诊断、及时处理、密切观察病情变化以及合理规范的治疗是决定患者预后的关键。

（侯立军）

○ 摘编自"好大夫在线"网

三、出现创伤性窒息怎么办

什么是创伤性窒息？这种疾病有哪些特点，又该如何治疗？

创伤性窒息是在伤者胸部受到较大的暴力性挤压后，胸腔内压力骤然升高，同时由于伤者反射性地出现屏气而使声门紧闭，导致气管及肺内空气不能排出体外，在这两方面因素的共同影响下，增高的胸内压会使心脏及大静脉受到压迫。巨大的胸腔内压力导致右心中的血液反流回无静脉瓣组织的无名静脉、颈静脉，从而造成这些静脉所属的末梢血管及毛细血管过度充盈扩张，出现广泛的微血管破裂和点状出血，甚至出现小静脉破裂引起较大程度的片状出血。当今社会中，创伤性窒息最为常见的原因是车祸产生的挤压，工矿、房屋建筑倒塌也较为常见。

伤者的临床表现主要是头面部、颈部和上胸背部的皮肤出现点状出血点、片状出血性瘀斑，呈现青紫色。其中最为明显的是脸面部与眼眶部位，球结膜下出血是创伤性窒息一个特征性改变。此外，鼻腔内黏膜也会出现瘀斑，甚至出血。严重暴力会导致视网膜或视神经出血，引起暂时性或永久性视力障碍。而有的伤者会出现外耳道出血、耳鸣、听力障碍。伤后多数患者会有胸闷、气急或呼吸困难等症状。有部分患者会出现短时间的意识障碍、烦躁不安、头晕、瞳孔扩大或极度缩小等情况，这可能与伤者颅内存在点状出血和脑水肿有关。如果巨大暴力性挤压导致颅内静脉破裂，会引起伤者昏迷或死亡。

胸内高压常常会导致创伤性窒息患者肺挫伤。在临床上，胸部 X 线片或者胸部 CT 检查是诊断肺挫伤的重要手段，影像学表现为局部、单侧或双肺出现斑点状浸润、斑片状甚至弥漫性浸润性高密度影。

创伤性窒息的治疗方式主要与患者伤情的严重程度、有无合并伤有关。对于那些单纯创伤性窒息的伤者，一般在密切观察下针对不同症状进行治疗即可，如卧床休息、保持呼吸道通畅，必要时给予吸氧、止痛和镇静治疗，以及适量抗生素进行感染预防等处理。伤者皮肤黏膜上可能存在面积不等的出血点或瘀斑，并不需要进行特殊处理，一般 2～3 周以后可以自行吸收消退。而对于那些有严重合并损伤的患者，必须采取积极的抢救和治疗措施，其中少部分伤者在外部压力消失后可能会出现心搏、呼吸骤停，一定要做好充分的抢救准备。一般认为，创伤性窒息本身不会引起非常严重的后果，但是严重的胸内、颅脑及其他脏器损伤对患者的预后有较大的影响。因此，一旦可能出现了创伤性窒息情况，应该及时就医。

（徐志飞）

○ 摘编自"好大夫在线"网

—— 专家简介 ——

徐志飞

　　徐志飞，海军军医大学附属长征医院胸外科教授，主任医师，博士生导师。中华医学会胸心血管外科学分会常务委员，上海市医学会胸外科专科分会创始主任委员，中国医师协会胸外科医师分会常务委员。擅长严重胸部创伤救治、食管化学烧伤等良性疾病，以及食管癌、各期肺癌、胸壁肿瘤、纵隔疾病的外科诊疗。

四、创伤的现场自救与急救

创伤发生时,现场第一发现(救援)者能正确开展自救与互救将最大限度地减小创伤危害程度,降低人员伤亡,挽救生命。

现场急救原则

急救原则是抢救生命,保护肢体,降低损伤,安全运送伤者。①第一时间拨打"120"等救援电话呼救。②非专业人员不要搬动伤者,环境有危险时,脱离现场,等待救援。③若伤者有心搏、呼吸停止,窒息,大出血,开放性气胸等可行心肺复苏、止血、保持呼吸道通畅等急救措施。④安慰伤者,减轻精神创伤。

自救急救方法

救援者或清醒的伤者,在无专业人员时自救与互救的方法是:①根据出血性质和部位采用包扎、填塞、指压、止血带等方法止血。②采用三角巾、毛巾、手帕和多头带等妥善包扎开放性伤口。③骨折固定时若无医用夹板,可用木棍、扁担、竹竿等固定受伤肢体或将受伤上肢与胸部、受伤下肢与健侧下肢一并捆绑固定。④经初步急救处理后尽快将伤者转送。

火灾现场自救与急救

①火灾现场,不要呼喊,以免吸入性烧伤,应尽快脱离火源。②脱离火源后躺在地上滚动或快速用水灭火。③用干净水冲洗伤面,特别是眼睛、头面、手部,直至不痛为止。④小心脱去衣服(最好是剪开),干净水冲洗伤面后,用敷料、干净衣服遮盖后转送。⑤伤者感觉口干时可喝淡盐水补充液体。⑥疼痛剧烈时可口服强效药止痛。

地震现场的自救与急救

地震后被埋,在援救人员到来之前应设法自救。①被埋压人员自救时应消除恐惧心理,设法将手脚挣脱出来,适当活动;捂住口鼻,防止烟尘窒息等;保持清醒,不要大声呼喊,可通过敲击物体来与外界联系;去除压在身上的物体,用周围物品支撑身旁可能坠落的重物,减少体力消耗。②互救时注意听被困人员的呼喊、呻吟、敲击声,确定被困人员的位置,先抢救建筑物边缘瓦砾中的幸存者;救援时先使伤员头部暴露,清除口鼻内尘土,防止窒息,再行抢救;不用利器刨挖,对埋压时间较长的幸存者,应输送饮料,同时保护幸存者的眼睛;颈椎和腰椎受伤者,切忌生拉硬抬;危重伤者,现场救治后迅速送医。

交通伤现场的自救与急救

交通伤现场急救直接影响到伤者的愈后。①积极寻找伤者,优先救治大出血、骨折等重伤者。②对心搏、呼吸停止的伤者立即现场行心肺复苏。③对昏迷伤者,开放气道,以保证呼吸道畅通。④大血管可见出血,用指压法止血,警惕内脏出血。⑤脱出的肠管、脑组织用盆、碗覆扣保护后,敷料覆盖包扎固定。⑥对已离断的肢体,应妥善保管,以备再植。⑦脊柱、脊髓受伤者尽量减少搬动,避免再次损伤。⑧警惕隐蔽出血,如头颅、胸部和腹部受到撞击或挤压,应及时到医院诊治,防止内出血突然加剧而导致伤者死亡。

(许硕贵)

○ 摘编自"好大夫在线"网

—— 专家简介 ——

许硕贵

许硕贵,博士,主任医师,教授,博士生导师,海军军医大学附属长海医院急诊医学科主任,战创伤急救中心常务副主任。上海市医师协会急诊分会副会长,中国人民解放军急救专业委员会副主任委员,中国医师协会急诊外科医师分会副主任委员等。长期从事创伤急救、创伤骨科的临床工作。

五、地震挤压伤综合征诊治及突发心搏骤停的急救

挤压伤综合征是肌肉丰富的肢体，比如四肢长时间（大多在 1 小时以上）受到重物的挤压，伤者出现酱油色尿（肌红蛋白尿）、少尿甚至无尿等急性肾功能衰竭的表现以及休克，特别是在重物压迫解除时，由于缺血及缺血再灌注损伤，微血管断裂，毛细血管通透性增加，局部血液循环重建，肌肉组织充血、出血、渗出，整个肌肉群肿胀，却没有可扩展的空间，这样只会导致封闭的筋膜间区内压力持续增高，超过一定程度时，小动脉闭塞，反过来加重肌肉组织坏死，形成恶性循环。大量渗出使有效血容量急剧减少，加上创伤引起的中枢神经系统及内分泌系统紊乱，血管收缩因子释放，可引起肾缺血。肌肉坏死，大量肌红蛋白、肌酸激酶、磷、镁、酸性代谢产物释放入血，加重创伤后肌体的全身反应，促进急性肾功能衰竭的发生，特别是在体液和尿液酸度增加的情况下，肌红蛋白透过肾小球滤过膜，以高铁血红蛋白的形式更易在肾小管沉积，加速急性肾功能衰竭的发生，从而发生高钾血症致心搏骤停。

发现疑似心搏骤停的患者，首先要迅速判断是否为心搏骤停，然后观察周边环境是否安全，无论是施救者还是被救者，自身的安全必须确保。接着呼救，取得支援。随后可以进行标准心肺复苏术，这里要强调的是"快抢""快救"和"快送"。心肺复苏的具体步骤如下。

（1）意识的判断：用双手轻拍患者双肩，并与之说话，观察有无反应意识。

（2）检查呼吸：观察患者的胸部起伏 5～10 秒，确定有无呼吸、呼吸的频率。

（3）判断是否有颈动脉搏动：用右手的中指和示（食）指从气管正中环状软骨划向近侧颈动脉搏动处，判断有无搏动（持续 5 秒以上、10 秒以下）。

（4）进行判断以后，有需帮助者，即刻启动心肺复苏急救。

（5）胸外心脏按压：取两乳头连线中点（胸骨中下 1/3 处），用左手掌跟紧贴患者的胸部，两手重叠，左手五指翘起，双臂深直，用上身力量用力按压 30 次（按压频率 100～120 次/分，按压深度至少 5 厘米）。

（6）开放气道：仰头举颏法。确认口腔无分泌物，无假牙。

（7）人工呼吸：口对口进行 3～5 次送气，有条件下用简易呼吸器，一手以

"CE"手法固定,一手挤压简易呼吸器,每次送气 400～600 毫升,频率 10～12 次/分。

（8）持续 2 分钟高效率的心肺复苏:以心脏按压：人工呼吸＝30：2 的比例进行,连续操作 5 个周期。周围如有 AED 仪尽快使用 AED 仪进行心肺复苏。

（9）判断复苏是否有效:听是否有呼吸音,同时触摸是否有颈动脉搏动。

（李文放）

○ 摘编自上海东方电视台星尚频道

—— 专家简介 ——

李文放

李文放,主任医师,教授,硕士生导师,海军军医大学附属长征医院急诊医学科副主任。擅长严重创伤及致命并发症、脓毒症与多器官功能障碍综合征（MODS）、急性中毒、各种理化因素导致的损伤、心肺脑复苏、灾难急救、突发事件的应急救援、各类休克急救、急诊即时检测、急危重症干细胞临床研究。

六、颅脑火器伤的急救

　　随着科学的发展和人类社会的进步，越来越多的疾病被现代医学所控制，但世界范围内战创伤却呈增加趋势，成为医学界和全社会的重大问题。目前，全世界每年有 100 万人死于战创伤，国内每年由战创伤致死的人数也超过 10 万。虽然战创伤不是造成人类死亡的第一大原因，但却是导致 34 岁以下年轻人死亡的"首要杀手"，是破坏社会经济稳定和发展的最大因素。颅脑火器伤作为死亡率最高的部位伤，是火器伤救治的难点，如何进一步提高颅脑火器伤的救治水平是当前战创伤研究的一个重要课题，值得思考。

　　36％的颅脑火器伤者死于院前，只有 64％的伤者有机会进入医院抢救，且在入院伤者中有 41％死于 48 小时内，所以院前和院内急救尤其重要。对于昏迷的伤者，急诊应行气管插管，目前美国许多大城市均在受伤现场实施气管插管。入院后，如循环稳定，应仔细、认真地行头颈部查体，详细检查入口和出口，评价神经系统功能及昏迷程度。如果伤者出现进行性意识障碍、瞳孔扩大或偏瘫，在做头颅 CT 检查前需静脉快速滴注甘露醇 1 克/千克。早期估计凝血状况至关重要，因为颅脑火器伤者出现的凝血功能障碍可迅速发展为弥散性血管内凝血（DIC）。尽早静脉滴注苯妥英钠 18 毫克/千克，预防癫痫发作，常规注射破伤风抗毒素并持续给予广谱抗生素 7～10 天。一般不使用类固醇激素，因为在脊髓火器伤中类固醇激素的作用尚存在争议。有研究表明，甲泼尼龙对脊髓火器伤无任何益处，且增加脊髓火器伤的并发症；有学者则认为在伤后 8 小时内应用类固醇激素有可能改善脊髓功能。伤后格拉斯哥昏迷评分（GCS）<8 分者，常规脑室内插管行颅内压监测；行颅内血肿清除术且 GCS≤13 分者，如果术中发现有脑水肿，应推荐颅内压监测；未行手术治疗的 GCS 9～13 分者，如有明显的脑实质损伤且 CT 发现有脑水肿者，行颅内压监测可以实时监测病情的发展；该治疗原则对于维持足够的脑灌注压和纠正颅内压至关重要。

　　颅脑火器伤外伤性动脉瘤的发病率高达 8％，多数报道为 3％～4％。这些患者如果神经系统稳定，应早期行血管造影，一旦确诊，应尽早行血管内介入治疗或手术治疗。血管内支架已经成功应用于治疗颅脑火器伤后颈内动脉壁间动脉瘤，但远期疗效有待于进一步观察。

（朱　诚）

○ 摘编自《第二军医大学学报》2001 年

— 专家简介 —

朱　诚

朱诚（1922—2017），主任医师，原第二军医大学附属长征医院神经外科主任，国家一级教授，第一批国家特殊津贴享受者，独立自由勋章和解放勋章获得者。曾任中华医学会神经外科学分会常务委员，上海市医学会理事兼神经外科专科学分会主任委员，全军神经外科专业委员会主任委员，我国现代颅脑创伤的带头人，军队神经外科的主要奠基人和开拓者。

七、严重颅脑损伤临床处理中的几个问题

随着诊断技术的提高和科学技术的发展，我国的颅脑损伤临床救治工作已经取得了显著的成效，尤其是很多基层医疗单位积极开展了颅脑损伤的就地治疗，许多严重颅脑损伤伤者能得到及时和恰当的救治，与以往相比，颅脑损伤的病死率有了显著的下降。但分析严重颅脑损伤患者救治失败的原因，除了伤情过重以外，仍然有许多因素是可以通过临床医生的努力而得以避免的。

动态观察意识状态是避免延误诊断的首要条件

回顾所有严重颅脑损伤伤者临床救治的可避免因素，发生率最高而又完全可以避免的当为颅内血肿诊断的延误，导致错失治疗时机。造成这种诊断延误的原因主要有两个：一是过分依赖头颅 CT 扫描；二是就诊时患者意识无障碍或障碍程度不深，临床上尚未出现颅内高压的征象，因而忽视了动态观察意识的必要性。应该说头颅 CT 扫描的确可以准确地反映颅内损伤的性质和程度，尤其可对颅内血肿的部位、性质和大小提供非常确切的诊断依据，CT 的广泛应用明显地提高了严重颅脑损伤的救治水平。但是 CT 只能反映检查当时颅内的损伤情况，虽然已有多篇文献对根据 CT 影像学特征评估迟发性颅内血肿发生的可能性进行了研究，但由于有相当一部分患者的 CT 检查结果为阴性，对其意识状态的动态观察被忽视。另一种情况是颅脑损伤患者就诊时意识完全处于清醒状态，医生没有对患者的受伤机制、受伤至就诊的时间以及首次头颅 CT 检查所提示的一些可能发生迟发性颅内血肿的征象，如侧裂池积血、侧裂池周围的脑挫裂伤和点片状脑内出血等进行详细分析，因而忽视了对其意识的动态观察，尽管有些患者已被留观，却常因为观察间隔时间较长而难以及时发现进行性颅内压增高征象，致使发现脑疝时已为时过晚。

众所周知，意识状态是判断颅脑损伤后继发性损伤最为可靠的指标。一般认为有下列情况者均应收住院并加强对意识状态的动态观察：①首次头颅 CT 提示有蛛网膜下腔出血、侧裂池有挫裂伤的对冲伤患者，尤其是年龄大于 50 岁的患者。②头颅平片提示有颅骨线性骨折，同时 CT 提示有薄层硬膜外血肿者。③就诊时患者已经出现一定程度的意识障碍，而头颅 CT 虽有脑挫裂伤却尚未形

成明显颅内血肿者。对于头部外伤至就诊时间小于 6 小时者，更要提高警惕。颅内血肿形成的时间越早，对脑干的损伤就越严重。同样清除血肿，但意识的恢复在特急性颅内血肿患者中就较差，而在 24～48 小时后形成的颅内血肿，一般都有一段较长时间的意识演变过程，漏诊和延误诊断的机会相对较少，所以患者外伤后就诊时间越早，越要提高警惕，动态观察意识状态是防止漏诊最为重要的措施。

建立完善的颅脑损伤救治体系

目前颅脑损伤临床与实验研究的主要内容多为救治方案和具体措施，包括损伤机制研究和病理环节的阻断、降低颅内压的药物与措施等。除此之外，影响严重颅脑损伤救治总体水平的另一个方面是救治体系的建立。该救治体系应包括：完善的救护输送系统(包括随车医护人员对伤者的现场急救)、急诊室 - CT 室 - 手术室 - ICU 相互密切联系的绿色通道、训练有素的神经外科一线工作人员。这种体系的建立，有助于院前急救水平的提高、急诊室诊断水平与应急处理水平的提高，能保证患者在手术和术后处理的各环节中得到最有效的治疗。这一体系的建立有赖于社会各方面的协调、急诊室硬件配置的合理性以及人员安排的有效性等。一般要求神经外科急诊室应与 CT 室相邻，急诊室与手术室的距离也越近越好。需特别强调的是一线专业人员的处理能力直接关系到颅脑损伤患者的预后。已有数据表明，有经验的大的颅脑损伤救治中心对严重颅脑损伤的救治水平明显高于一般医院的救治水平，其病死率也相应较低。

（卢亦成　张光霁）

○ 摘编自《中国微侵袭神经外科杂志》2003 年

—— 专家简介 ——

卢亦成　张光霁

卢亦成，主任医师，教授，博士生导师，曾任海军军医大学附属长征医院神经外科主任，上海市医学会理事会常务理事，全军神经外科专业委员会副主任委员，上海市神经外科研究所副所长。在严重颅脑创伤的临床救治、颅底肿瘤和脊髓肿瘤的显微外科手术方面成绩显著。

张光霁，主任医师，教授，博士生导师，曾任海军军医大学附属长征医院神经外科主任，中华医学会神经外科学分会常务委员，上海市神经外科研究所副所长。长期从事颅脑外伤、颅脑火器伤的基础研究和临床救治工作，在颅脑损伤、脑血管病的救治上具有丰富的临床经验。

八、颅脑损伤的急救与治疗

交通事故和高空坠落往往会给我们的颅脑乃至生命带来威胁。众所周知，创伤黄金急救时间是在 1 小时之内，而猝死的急救时间则更短，往往在停止呼吸后的 4 分钟内。如果我们仅仅在现场或家中等待救护车的到来，会让一些病情危重的患者病情加重，甚至出现死亡的情况。在一些大城市，救护车的反应时间至少要 10 分钟，所以我们在寻求急救的同时，应该做一些必要的急救以提高危重患者的生存率。

头部创伤现场急救，首先要紧急处理头部创伤以后引起的伤口出血。头部伤口出血和其他部位出血不一样，因为这个部位一般很难自行止血，一般出血量比较大，而且比较快，所以一旦发现头部有明显出血的情况，应立即止血。止血的方法有两种：一种是可以直接用纱布止血，如果没有纱布，手头有毛巾或布条，可以直接压迫伤口止血；另一种是如果有止血带或布条，可以在伤口周围比较低垂的部位扎一下，也可以起到止血的作用。其次要掌握现场急救的措施：①主要是保持呼吸道通畅，防止窒息，因为颅脑损伤引起昏迷时，患者很容易引起误吸。这种情况该怎么办？一般头要侧到一边去，防止呕吐以后胃肠道的分泌物误吸到气管里去，否则会引起窒息，造成呼吸骤停，要特别注意。②在移动伤者的时候，脊柱不要扭曲，因为颅脑损伤可能合并脊柱伤，移动不当可能进一步加重脊柱损伤。在紧急处理完之后，如果伤者呼吸、脉搏正常，赶快拨打"120"或者"110"，再由专业人员现场紧急处理后把伤者送到附近的医院进行抢救及专科救治。

有些伤者在附近医院处理可能有困难，要转到上一级医院。一般请"120"转运，因急救车上有专业人员和急救设备。转运时，要保证呼吸、血压、脉搏等生命体征平稳，并且没有脑疝的情况。因为休克、脑疝必须就地处理，如果转运，可能造成途中的突然死亡。当然，如果伤者可以转运，不等于途中没有危险，实际上医生所能判断的是这个伤者目前的情况是否允许转运，再初步判断在途中可能会发生的情况，如果这些情况发生的概率不是太大，可以允许伤者往上级医院转运。一般情况下，对急性出血患者的转运至少要先稳定 24 小时以上。因为 24 小时内是出血的高峰时期，若转运途中时间比较长，出现急性颅内出血，是无法处理的。颅脑损伤在急性期，颅内出血变化非常常见，虽然"120"医生一般具备急救知识和设备，但不具备开颅手术条件，对于这样的患者，医生一般会建议稳定后转运。当然，如就近医院不具备开颅手术条件，医院会在患者生命体征稳定后建议转院专科救治。

一般我们对颅脑损伤的治疗分三个阶段。第一个阶段是急性出血水肿期，这个过程有多久要根据患者的情况而定，重者可能 1 个月以上，患者随时有生命危险。第二个阶段为并发症期，颅脑损伤可以引起全身各个器官的病变，如最常见的呼吸道感染、消化道出血，甚至肾功能不全、肝功能不全等，这个阶段实际上从患者伤后就开始了，根据病情持续时间不定，严重并发症同样可能危及生命。第三个阶段是康复期，康复期时间比较长，一般对重型颅脑损伤来说，前 3 个月最关键，因此病情稳定后应尽早开始康复治疗，越早康复，效果越好，一般 2 年以后变化比较少，处于相对稳定期。

颅脑损伤的救治是一个系统工程，现场急救、医院专科救治、后期康复缺一不可。随着整体救治水平的提升，重型颅脑损伤救治成功率已有显著提高，但限于目前的医疗手段仍有一定的死亡率。

（于明琨）

○ 摘编自"浙江在线健康网"《健康大讲堂》视频直播节目 2010 年 10 月 27 日

—— 专家简介 ——

于明琨

于明琨，教授，博士生导师，海军军医大学附属长征医院神经外科主任医师。中国医师协会中国神经损伤培训委员会及首届中国神经创伤专家委员会委员，上海市医学会创伤专科分会常务委员、颅脑创伤学组组长，上海市医学会神经外科专科分会委员。擅长颅脑外伤、脑出血、脑积水、脑脊液漏、神经损伤、脑与脊髓肿瘤的手术治疗。

九、警惕：老年人家中跌倒引起颅内迟发性出血

　　王先生今年 62 岁，在家不慎跌倒致头颅后枕部着地，当时有短暂昏迷，约 5 分钟。受伤后 1 小时到医院神经外科就诊，询问病情后发现患者神志清楚，自觉头痛、头晕，无恶心、呕吐，无大小便失禁。后枕部可见头皮下血肿。有多年糖尿病、高血压病史。急诊做了头颅 CT 检查，提示小的左额叶脑挫伤。医生强烈建议患者留院观察，但遭患者拒绝，自行回家休息。伤后 8 小时家人发现患者叫不醒，鼾声呼吸，刺激无反应。立即呼叫"120"将患者送入急诊，快速了解病情并做简单检查后判断患者发生了颅内进展性出血。立即复查头颅 CT，结果示颅内大量淤血，比第一次 CT 出血范围明显增大。神经外科医生当机立断，即刻为其进行开颅手术，清除血肿，挽救了患者的生命。但遗憾的是，患者遗留下了一定程度的残疾。

　　为什么跌倒后当时没有颅内出血，后来又发生颅内大量出血？其发生概率、发生时间和危险性又如何？我们是否可以早期发现、及时治疗，最终改善颅脑损伤患者的预后？

　　临床上认为，颅脑损伤后颅内迟发性出血或进展性出血是指患者第二次头颅 CT 较第一次头颅 CT 出血范围增大至少 25％，或从无血肿到有血肿，常伴有不同程度的进行性意识障碍。头部外伤后会有一定比例的颅脑损伤住院患者发生进展性出血，主要发生在伤后 72 小时内，以 24 小时内多见，严重危及患者生命，致残率高。有研究指出颅脑损伤后发生进展性出血患者预后不良的概率要比未发生警高 10 倍，因此要十分警惕颅脑损伤后进展性出血的发生。

　　所幸的是，对于有经验的神经外科医生来讲，颅脑损伤后进展性出血的发生

是可以预判的，通过积极的干预治疗，能及时挽救患者生命，减少脑外伤后重度残疾的遗留。田恒力教授团队根据多年临床实践经验，结合科学的统计分析，发现了一系列进展性出血的相关风险因素，包括高龄、首次 CT 时间小于 2 小时、脑挫伤、中线受压移位、血小板降低、凝血酶原时间延长、高血糖和 D–二聚体增高。在这个病例中，患者高龄、首次 CT 时间小于 2 小时、脑挫伤、糖尿病病史都是颅脑损伤后发生颅内进展性出血的高危因素。因此该患者应该遵照医生的建议留院观察，尽早发现病情变化，及时干预治疗，改善预后。

在颅内进展性出血高危因素的基础上，上海交通大学附属第六人民医院神经外科专家进一步建立了简单的颅内出血风险评价系统。分别对进展性出血相关临床特征进行评分，患者危险因素越多，分值越高，发生进展性出血的概率也大大增加。将该风险评价系统用于临床实践，可以指导临床医生精准预测、及时发现进展性出血，最后通过及时的救治，促进患者功能恢复，挽救患者生命。

（田恒力）

○ 摘编自《中华医学信息导报》2016 年 9 月

—— 专家简介 ——

田恒力

田恒力，主任医师，教授，博士生导师，上海交通大学附属第六人民医院神经外科主任、神经外科教研室主任。中华医学会神经外科学分会委员，中华医学会创伤学分会委员，中国医师协会神经外科医师分会神经创伤专家委员会副主任委员，中国医师协会神经损伤培训委员会常务委员，上海市医师协会神经外科医师分会副会长，上海市医学会创伤专科分会副主任委员。擅长颅脑损伤的抢救，颅脑肿瘤、椎管内肿瘤、腰椎间盘突出症的显微手术治疗。

十、护脑：既要合理处置又要争分夺秒

近年来由于私家车的普及，以道路交通事故和意外伤害为主的头部创伤日趋常见，在全身创伤中，头部创伤的发生率仅次于四肢骨折。颅脑损伤时有发生，如何准确、及时处理创伤性脑损伤，以及防治脑损伤后遗症的发生，已成为人们的关注点之一。

头部创伤后第一时间的现场处置

轻微头部创伤，除了头痛或局部出现头皮肿胀之外，并无其他的症状。然而，如果头部受到重击，则可能发生头皮裂伤出血、脑震荡甚至颅内出血。头皮肿胀可先冷敷后热敷。由于头皮血管神经丰富，头皮裂伤疼痛较剧烈，出血较多，应直接压迫暂时止血，立刻前往附近医院急诊科，消毒清创后缝合包扎并及时换药拆线。如伴有神志不清、剧烈头部胀痛、呕吐，或其他部位损伤出血、骨折，则应立刻拨打"120"，请急救中心救护车送医就诊。

颅脑损伤后脑震荡

脑震荡是指头部遭受外力打击后，即刻发生短暂的脑功能障碍。病理改变多无明显变化，发生机制至今仍有争论。临床表现为短暂性昏迷、近事遗忘以及头痛、视物模糊、恶心和呕吐等症状，神经系统检查一般无阳性体征发现，可至医院进行头颅 CT 检查，排除颅骨骨折、颅内出血等颅脑损伤后，临床对症治疗。同时注意观察意识、瞳孔、肢体活动和生命体征的变化，卧床休息，减少外界刺激。如头痛、恶心、呕吐症状加重，需给予止吐、保护胃黏膜、脑保护等对症输液治疗。因它是一种较轻的脑损伤，绝大多数患者可以治愈，无明显并发症及后遗症。

早期发现颅内出血并及时治疗

严重的头部创伤，可以直接导致颅内出血、脑肿胀及脑疝，可表现为昏迷、生命体征不稳定。严重暴力直接造成不可逆性的脑损伤，患者可死亡或遗留严重的神经功能障碍，长期植物生存、重度残疾，预后较差。较重的头部创伤，还可能出现进展性颅内出血,这类患者可能受伤当时神志清楚,无明显异常症状,且头部可能没有伤口,但短时间内因进展性颅内出血颅内压增高,出现头痛、呕吐,意识障碍转昏迷,造成不可逆性的脑损伤。所以要动态地看待颅脑损伤,既要对已经出现问题及时处理,也要对可能出现的继发性损伤做出精准的预判和有效的防治。

因此,头部受伤后最初几天内,应密切观察患者病情进展,如出现剧烈头痛、嗜睡、呕吐、易怒、言语模糊或不连贯、鼻子或耳朵流液体或血水等症状,应立刻再次前往附近医院急诊科,进行头颅 CT 检查或复查,可早期发现颅内出血,明确病情并诊治。必要时应及时转往最近的三甲医院神经外科明确诊断,以判断是否需要手术,尽早干预治疗,以防造成严重的不良后果。

最后需要强调的是,头部外伤,尤其是较严重外力伤后一定不能掉以轻心,因为颅脑损伤的伤情是动态变化的,根据受伤情况的不同,合理处理非常重要,对于颅内大量出血则更要争分夺秒。

(田恒力)

○ 摘编自《劳动报》2016 年 9 月 8 日、2016 年 9 月 19 日

十一、重视颅脑损伤的预防

在临床工作中,医生每年都要接诊和救治大量的颅脑损伤患者,尽管大部分患者恢复良好,但仍有不少患者遗留有各种神经功能障碍,影响日常生活和工作,更有一些伤者不治身亡,给家庭带来了深深的伤痛。因此,为了你的健康和家庭的幸福,务必重视颅脑损伤的预防。

颅脑损伤就在我们身边

有人觉得颅脑损伤只可能发生在别人身上,与自己无关,殊不知我们每个人每天都处在颅脑损伤的危险之中。首先,有各种原因会造成颅脑损伤,包括跌倒、车祸、高处坠落、运动碰撞、枪击、暴力击打等,例如在我们国家,车祸是造成颅脑损伤最主要的原因。其次,各个年龄层,无论男女都有可能遭受颅脑损伤,有研究显示 0～4 岁的儿童和大于 65 岁的老人容易发生坠落或跌倒伤;10～19 岁的青少年容易发生运动伤;成年男性更易发生车祸伤。在我们国家每年因颅脑损伤死亡的人数超过 10 万。

颅脑损伤,生命不能承受之重

大脑是人体的生命中枢,统摄着全身各个脏器的功能。我们平时走路、吃饭、工作、说话、思考、记忆等日常活动无不受大脑的控制。因此大脑一旦在外力的作用下遭受损伤,就会产生各种功能障碍,包括偏瘫、失语、行走障碍、认知功能障碍、情感障碍、癫痫发作等,严重的会直接导致死亡或植物生存。因此颅脑损伤不仅严重威胁个人生命安全和健康,同时也会给家庭和社会带来沉重的负担。

预防颅脑损伤,从我做起

颅脑损伤能预防吗,回答是肯定的。事实上只要我们平时重视颅脑损伤的预防,避免各种致伤因素,颅脑损伤的发生率就会大大降低。以下是颅脑损伤预防的几个关键因素。

(1)注意交通安全,预防车祸发生。车祸是颅脑损伤的最常见原因,因此注意交通安全至关重要：记得系上安全带，无论是开车还是坐车，无论是长途还是短途，任何时候都要记得系上安全带；根据儿童的年龄、身高和体重选择合适的儿童座椅；注意 12 岁以下的儿童都应当坐在汽车的后排；骑摩托车时请务必戴上头盔，戴头盔可以使颅脑损伤的危险降低 63％，不戴头盔发生车祸时死亡率增加 40％；避免在饮酒或服用影响注意力的药物后开车；遵守交通规则，避免超速。

（2）预防儿童颅脑损伤。采取措施预防儿童跌倒或高处坠落是关键：加强监视，当孩子在危险区域活动时要全程陪同；确保活动区域地面柔软，没有危险的障碍物；做好家庭安全防护措施，比如窗台、阳台或楼梯的护栏要足够高，以防孩子坠落；孩子参加体育运动时要做好防护，比如戴上头盔。

（3）预防老年颅脑损伤。与儿童一样，采取措施预防跌倒对于老年人至关重要：坚持锻炼，提高肢体的力量和身体的稳定性；要了解服用药物的特性，有些药物会引起嗜睡、头晕等，服用这些药物时避免单独行走；每年检查视力，选择合适的眼镜，改善房间内的照明，视力不好或者照明不够也容易引起跌倒；让居家环境更加安全，比如不要在走道上放置绳索或小块地毯以防绊倒、把常用物品放置在容易拿到的地方、在浴室安装扶手或放置椅子以防洗澡时滑倒。

（4）预防运动损伤。在进行以下运动项目时需要戴好头盔：身体接触运动，如橄榄球、冰球或拳击；溜冰、滑板或滑雪；棒球或垒球运动，如击球或跑垒；骑马。

（吕立权）

○ 摘编自《金边晚报》2016 年 5 月 7～8 日

—— 专家简介 ——

吕立权

吕立权，海军军医大学附属长征医院神经外科副主任，副主任医师，副教授，硕士生导师。上海市医学会创伤专科分会青年委员会副主任委员，中华医学会创伤学分会青年委员会委员，中国中西医结合学会神经外科专业委员会青年委员，上海市医学会神经外科专科分会青年委员兼秘书。擅长神经外科各类疾病的微创手术和重型颅脑损伤患者的综合救治。

十二、迷梦醒来是黎明：谈颅脑外伤昏迷的治疗

颅脑受伤后，多数患者可以痊愈，恢复正常工作和生活，但也有相当一部分重伤患者，会陷入长期昏迷的状态中，也就是老百姓通常说的植物人。这种长期昏迷的状态，表明脑功能受到严重损害，需要长期的医疗护理照顾。这些患者仅存在基本的生理功能和睡眠周期，与社会和亲属之间的沟通处于隔绝状态，每个植物状态患者的背后，都上演着一个家庭的悲苦与忧愁。

植物人脑复苏困难重重。但是临床大量观察证明，有相当一部分植物状态患者在发病 1～2 年内恢复了意识。植物人苏醒不仅受到医疗条件的制约，也受到社会文化背景和卫生、经济条件的限制。欧美国家对长期昏迷患者的治疗持相对保守的态度，而受东方文化熏陶的亚洲国家，患者亲属治疗的愿望往往比较迫切而且积极。目前认为，脑外伤 1 年内、缺血缺氧性脑病 3 个月内的患者有苏醒的可能，有积极治疗的价值。

颅脑损伤后长期昏迷治疗的关键在于对受伤严重、有可能陷入长期昏迷的患者进行早期干预性治疗。然而这些患者受伤后多数接受颅脑手术，早期都处于重症监护治疗阶段，现在国内普遍使用的高压氧、中医药等手段的应用受到限制。探索简便有效的昏迷促醒手段已成为国内外研究的热点。上海交通大学附属仁济医院神经外科是上海市颅脑创伤研究所的依托单位，自 2005 年起引进并实施右正中神经电刺激促醒治疗技术。右正中神经电刺激是目前国际上治疗外伤昏迷、老年痴呆、脑炎后遗症的前沿性治疗手段，它利用体表电刺激原理，在患者右侧腕部正中神经分布区域施加微弱低频电流刺激，电刺激信号通过神经通路传到脊髓、脑干、皮质，可以激发脑内自发分泌神经营养物质和神经递质、增加脑血流、促进损伤神经结构的整合，实现昏迷催醒。

仁济医院神经外科和国内多家医院持续数年的早期昏迷干预实践结果表明，对于伤后早期（2 周）处于昏迷状态的患者实施右正中神经电刺激治疗，技术上是可行的，这个 BP 机大小的治疗装置丝毫不影响 ICU 的治疗和操作，操作上是安全的，没有引起其他的并发症。最令人欣喜的是，通过大宗病例的统计分析，接受右正中神经电刺激促醒治疗的患者，神志转清醒的比例远远高于未接受

此项治疗的患者，而陷入植物状态的患者比例则较低，显然，这一技术的疗效验证为颅脑外伤昏迷患者带来了福音。

在匈牙利首都布达佩斯召开的国际神经创伤大会上，上海市颅脑创伤研究所江基尧教授和高国一副教授分别向与会代表介绍了颅脑损伤昏迷的诊断和右正中神经电刺激治疗的临床效果，引起与会代表的广泛兴趣，美丽的多瑙河畔响起的阵阵掌声，是对昏迷患者早日恢复清醒的期盼与祝福。随着这项技术的逐渐推广，相信会有更多的颅脑损伤昏迷患者受益，从长期昏迷的睡梦中醒来，迎接生命中灿烂的新黎明。

（高国一）

○ 摘编自"好大夫在线"网

—— 专家简介 ——

高国一

高国一，上海交通大学附属仁济医院神经外科副主任医师。上海市颅脑创伤研究所副所长，中华医学会创伤学分会青年委员会副主任委员、神经创伤专家委员会副主任委员、交通伤专家委员会常务委员，中国医师协会神经外科医师分会医学英语与培训专家委员会委员。擅长重型颅脑损伤救治、重症监护治疗、康复期手术治疗及药物治疗。

十三、老年人髋部骨折该怎么办

我国是世界老年人口最多、老龄化速度最快的国家。老年骨质疏松骨折中，髋部骨折是死亡率最高的骨折。那么遇到髋部骨折怎样做才能取得最好的治疗效果？

及时就诊

明确的外伤史、髋部疼痛、患肢短缩或旋转畸形是髋部骨折的诊断要点。但有些老年人反应迟缓，外伤史不能明确，此时应高度警惕移位不明显的髋部骨折，若常规 X 线检查不能明确髋部骨折的诊断，应于 1 周后复查 X 线片，必要时应该行 CT 或 MRI 检查。无移位的髋部骨折，若没有适当的制动和固定，发生骨折移位的机会明显增加。

术前患者风险评估

目前早期手术治疗已成为老年人髋部骨折的首选治疗方式，总体原则是若患者内科条件允许，应尽早手术。但老年患者常合并多种疾病，手术风险高，且手术后的并发症发生率和病死率远远高于年轻患者。如何客观地对老年患者进行术前风险评估是临床医生关注的重点。年龄并不是风险的主要因素，身体状况更为重要。患者受伤之前的活动能力，如平地行走距离、上下楼梯等情况能粗略反映患者的心肺功能。不少患者术前脏器功能虽然衰退，但仍在代偿范围内，因此即使术前生理指标均在正常范围，手术后仍可能出现脏器功能失代偿而产生并发症。

手术方案的选择

股骨颈骨折可能在骨折的同时即损伤了股骨头的血供，今后有发生股骨头坏死的概率。对于年龄 65 岁以上且股骨颈骨折有移位的患者，建议行全髋关节置换治疗，患者术后可以避免长期卧床，早期恢复活动能力，其并发症的发生率、再手术率、医疗成本均远低于内固定。人工股骨头置换治疗股骨颈骨折，短期疗效良好，适合于活动量少、自身基础疾病较多的患者。年龄较轻的股骨颈骨折患者，即使骨折发生移位，也应首先考虑复位内固定治疗，术后需要密切随访至少2年。对于股骨转子间骨折，应以内固定治疗为主，手术方法包括钢板固定和髓内钉固定，医生会根据患者的具体情况进行选择。

规范的围手术期处理

对于老年骨折患者的治疗重点已不再是"骨折"本身，而转变为以"老年患者"为中心。目前的围手术期治疗有两个趋势，一是多学科协同治疗，二是外科医生"内科化"。所谓的多学科包括麻醉科、内科、康复科、骨科、心理科、营养科等相关科室，这些科室协同合作，进行专业化诊治，有助于降低并发症的发生率，促进老年髋部骨折围手术期处理的规范化。对于老年患者，外科医生不仅仅要会做手术，更要会"用药"。这包括：①围手术期的抗凝治疗，降低血栓的风险。②骨质疏松症的治疗，改善患者骨质质量，减少再骨折的风险。

规范的康复治疗

40％的老年髋部骨折患者术后 1 年不能独立行走，60％的患者至少有 1 项日常生活不能完全自理。近年来，康复干预的重点已由传统的肢体功能训练转向老年患者的全面康复，强调康复的整体性、系统性和连续性。规范而积极的康复治疗能够降低患者的死亡率和再住院率，使其尽可能恢复日常生活能力。

（陈峥嵘）

○ 摘编自《中华创伤杂志》2015 年

—— 专家简介 ——

陈峥嵘

陈峥嵘，主任医师，教授，博士生导师。曾任复旦大学附属中山医院骨科主任，中华医学会创伤学分会副主任委员，上海市医学会创伤专科分会主任委员，上海市医学会普外科专科分会常务委员，上海市医学会骨科、手外科专科分会委员。现任《中华创伤杂志》中文、英文版副主编。1992 年在国内最先开创经皮穿刺镜下腰椎间盘切除微创术，2002 年筹建成立了上海市医学会创伤专科分会，担任首届主任委员。

十四、为高龄髋部骨折患者撑起一片蓝天

随着老龄化社会的到来,骨质疏松症的发病率逐年上升,随着高龄人群(超过 65 岁)髋部骨折发生率的不断升高,其危害受到广泛关注。针对高龄髋部骨折,目前有人主张通过手术治疗,也有人认为,高龄人群手术风险高,应该采取保守治疗。笔者认为不管患者的年龄有多大、合并症有多少,除了少数病情太重无法克服,大部分可以通过多学科协作进行治疗。

下面解答几个患者及家属常见的疑问。

如何看待手术中客观存在的风险?患者到了这个年纪,生命力就像风中的蜡烛一样脆弱,笔者经常和患者及家属说这样一句话,受伤是身体在走下坡路的一个信号,这个时候一定要积极地去面对和纠正它,如果患者被髋部骨折所打垮,被动地接受卧床治疗,那么身体会衰弱得越来越快。当老人骨折了,这个时候要打麻醉药、做手术,风险就会伴随而来。相信医生只要把这个风险跟家属交代清楚,大多数家属都能够理解,因为如果冒了这个风险,患者及其家庭护理的负担都将朝着好的方向转化。

如何判断手术治疗还是保守治疗?髋部骨折主要有两大类,一个是股骨颈骨折,还有一个是股骨粗隆间骨折。针对粗隆间骨折的情况,如果患者的家庭护理条件足够好,粗隆间部位的血液供应相对比较丰富,那么还是有保守治疗的希望的,但这并不代表治疗效果一定好。首先,长期卧床会让患者逐渐丧失自理能力,因为吃喝拉撒都要靠家人帮忙,所以越往后,患者的心理负担越重。其次,卧床所要面对的护理问题太严峻:翻身拍背是否能做好、肺部的感染是否能避免、身下的压疮是否能处理等,即使逃掉了这些保守治疗带来的并发症,骨折的老人骨质都比较疏松,到底能不能长上也是一个问题。针对股骨颈骨折的高龄老人,目前一致的观点就是没有机会通过保守治疗治愈。

现在上海平均每年因为髋部骨折需要接受手术治疗的老年患者有多少,手术的成功率有多少?曾经有一个大宗数据报告,上海每年高龄髋部骨折的老人有 10 万～15 万,但是其中需要做手术的患者占 60%～70%。关于手术的成功率,目前看来,只要医生说这个手术能做,成功率至少为 85%。当然也有手术中出现意外和猝死的情况,但是相对来说,手术的成功率并不低,因为老人年纪大,

身体毛病多，所以医生们都会很重视，反而会去做充分的术前准备工作。

作为一名医者，当面对一位高龄髋部骨折老人的时候，推掉他或许只需要花5分钟或10分钟的时间，因为你可以跟他讲很多手术的禁忌证，这个事实上也是客观存在的；但是如果把一位高龄骨折老人拒之门外，那么可能会使这个患者、这个家庭乃至这个社会背负一个长期的负担。笔者觉得做医生的责任就在对于高龄老人，通过自己的努力去延长他的有效生命，这也体现了一名医者的人文情怀。

（苏佳灿）

○ 摘编自新闻晨报《健康周刊》2015 年 3 月 10 日

—— 专家简介 ——

苏佳灿

苏佳灿，主任医师，教授，博士生导师，医学博士，材料学博士后，海军军医大学附属长海医院创伤骨科副主任，海军军医大学海洋军事医学院战创伤外科研究所副所长。中华医学会骨科学分会创伤学组委员，军队科学技术专业委员会骨科分会创伤委员会委员等 20 余个专业委员会委员以上职务。以创伤骨科为特色，在严重复杂四肢骨折、骨不连，胸腰段骨折合并脊髓损伤，严重复杂关节内骨折等方面有深入研究。

十五、肩部创伤那点事——肱骨近端创伤解剖

肱骨近端骨折多发于老龄骨质疏松患者,多由低能量暴力导致。该骨折仅占全身骨折的5％,而其中3/4以上患者年龄在60岁以上,女性发病率是男性的3倍之多。对这部分患者而言,骨折移位往往较轻微,采取保守治疗即可取得较好预后。而发生于年轻人的肱骨近端骨折多由于高能量暴力所致,常合并有严重的软组织损伤和骨折移位。

肱骨近端骨折常见的并发症包括肩关节功能受限和骨折愈合不良,还存在血管、神经损伤的可能,严重移位的骨折需要手术复位和固定,熟知肱骨近端创伤解剖有助于加深对该处骨折的理解。

盂肱关节稳定机制

完整的盂肱关节有一个密闭的关节囊,潜在的腔隙负压和解剖结构为关节提供了基本的稳定性,三角肌和肩袖可抵抗中等应力,而大的应力则通过关节囊

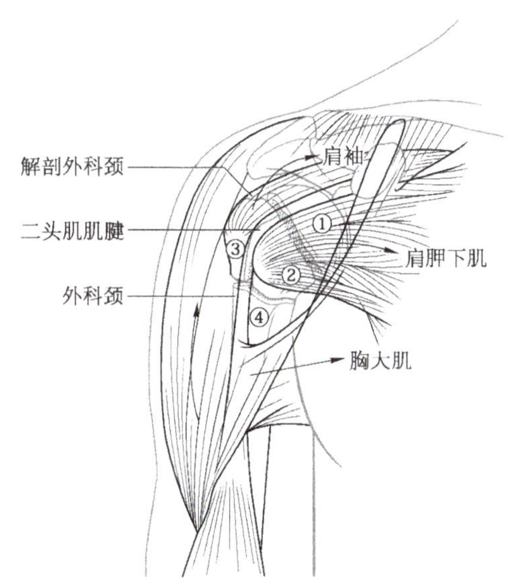

▲肱骨近端解剖构成与骨折移位机制(①肱骨头;②小结节;③大结节;④肱骨干)

盂唇和骨性结构来抵消。肱骨近端骨折改变了这些复杂的内在稳定机制，引起疼痛、关节活动受限乃至残疾。

肱骨近端包括 4 个解剖结构：肱骨头、小结节、大结节、肱骨干。骨折块的移位和肌肉附着情况直接相关。肩胛下肌止于小结节，产生内侧移位；大结节的前部主要是冈上肌附着，产生上方移位；大结节后部为冈下肌和小圆肌附着，多引起后上方移位；胸大肌止于肱骨干，引起向内侧的移位。

血供与骨折愈合

肱骨近端血供主要源自旋肱前后动脉，其中弓形动脉，即旋肱前动脉的前外升支供应大部分的肱骨头血供。弓形动脉在肱二头肌长头的外侧，并与之并行，在结节间沟和肱骨大结节交界处进入肱骨头。

发生于肱骨关节面和结节交界处的肱骨解剖颈骨折，由于血供的完全丧失，肱骨头坏死可能性较大。肱骨近端干骺部的外科颈骨折，血供则有较好保留。

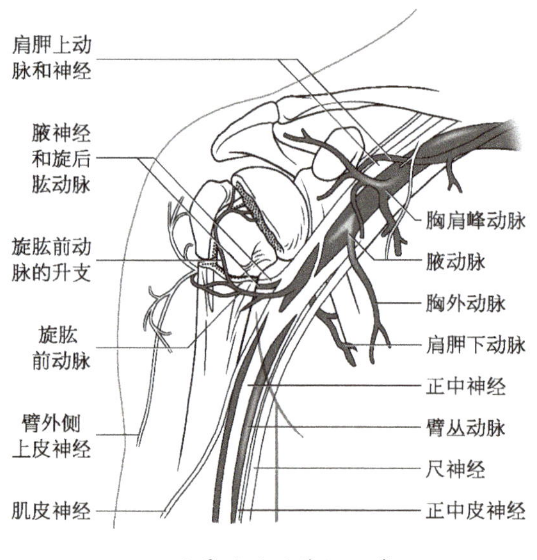

▲肱骨近端的神经血管

肱骨近端骨折伴有的损伤

肱骨近端毗邻腋动脉和臂丛神经，骨折时有一定的损伤概率。

腋动脉损伤并不常见，且多发于 50 岁以上、有动脉硬化等基础疾病者。损伤部位常见于外科颈水平,位于肱动脉的旋前、旋后和肩胛下分支形成的三角分叉近端。腋神经距外科颈平均仅 1.7 厘米,也是肱骨近端骨折时最易损伤的神经。肩胛上神经在臂丛上干的起点与肩胛横韧带下方相对固定,在骨折脱位牵拉时容易损伤。肌皮神经损伤较少,多见于肩部的钝性创伤或牵拉伤。

对创伤解剖理解的深入,不仅有助于判断骨折的副损伤,指导复位和固定方法的选择,对于康复和预后评估也有重要指导意义。

(吴晓明)

—— 专家简介 ——

吴晓明

吴晓明,上海交通大学附属第一人民医院骨科副主任医师。擅长骨科创伤,尤其是肩部、膝关节骨折韧带损伤的治疗。对于肩膝关节运动损伤、肩关节不稳定、肩关节复发性脱位及肩部损伤的诊断和治疗有独特见解。

十六、肩关节脱位的治疗：从古埃及到现代

历史上，人类很早就开始重视对于肩关节脱位的治疗，因为在冷兵器时代，一旦在战斗中发生肩关节脱位，就意味着被杀。西方最早对肩关节脱位的报道见于人类最古老的医学书籍《艾德温·史密斯纸草文稿》(前 3 000～前 2 500年)。1968 年,《不列颠骨关节外科杂志》报道，在一幅公元前 1 200 年的古埃及古墓绘画里，描述了非常类似于现代 Kocher 复位法的肩关节手法复位场景。当时的医学虽然已经有了对复位方法的表述和原始的烧灼治疗防止再脱位的方法，但治疗效果并不好，尤其在防止再次脱位方面。公元前 5 世纪的古希腊，西医之父希波克拉底描述："如何治疗反复脱位的肩关节是值得研究的，因为很多此类患者不得不放弃他们原本能够胜任的运动，且由于同样不幸的原因令他们在战场上因为无能而被杀。这个问题是值得关注的，因为我所认识的医生中还没有人能够正确治疗这种伤病，他们有的干脆放弃尝试，有的则抱着完全错误的观点来治疗……"希波克拉底描述的手牵脚蹬复位法今天仍旧在急诊室里用于复位肩关节前脱位。他还最早描述了外科治疗肩关节复发性脱位的方法，提倡在肩关节的低位用一种烧红的烙铁通过腋部伸向肩的前下方烧灼，并警告外科医生避免烙铁伤及主要的血管和神经，否则会导致严重的危害。烧灼后，他将患肢束缚在体侧很长时间，"这样就可以使瘢痕形成，使原来肱骨头得以脱出的松弛空间挛缩起来。"

之后的 2 000 年里，西医对肩关节的认识似乎没有什么进展，可能是由于继古希腊之后，尸体解剖研究被各国因为宗教原因叫停，在 X 线等现代医学诊断技术出现前，人类无法更深一步地了解肩关节。之后随着外科学和解剖学的发展，对肩关节脱位的认识才逐步更新。1882 年，美国放射学家希尔和萨克斯报道在慢性和复发性肩关节脱位的病例中，为缓解症状而切除的肱骨头上均发现了头后外侧的骨缺损。1940 年，两人又共同发表综述阐述了这种脱位导致的肱骨头后外侧的压缩骨折，以后人们便以他们的名字来命名这类肱骨头缺损，即希尔-萨克斯损伤(Hill-Sachs 损伤)。

1906 年，佩尔特斯撰写了一篇手术治疗肩关节复发性脱位的经典文章，在

文中,他这样描述脱位的肩关节:在每个(肩关节复发性脱位的)病例中,关节盂前缘都是圆滑的,而且没有任何附着,钝性的器械可以轻松地沿着裸露的肩胛骨颈部前面的骨头伸向内侧。他还首次提出了将前方盂唇和关节囊修补在关节盂前缘的手术方法。相似的方法在 1939 年由班卡特(Bankart)再次报道,他认为"唯一合理的治疗是重新将关节盂韧带(或关节囊)附着在其从骨头上撕脱的部位"。他还写道:"关节盂韧带既可在肱骨头端松弛,也可在关节盂边缘松弛。"他推荐将外侧关节囊通过骨道缝合在关节盂前方裸露的骨性边缘,这就是大名鼎鼎的 Bankart 修补术(缝合锚钉技术)。再后来人们意识到,对那些肩胛盂有明显骨缺损的患者,单纯 Bankart 修补术后仍有很高的复发率。1954 年,法国的拉塔尔热(Latarjet)医生提出了用联合肌腱为蒂的喙突骨块加强修复此类骨性缺损患者的前脱位,后经瓦尔希医生改良,取得了良好的疗效。近年来,随着关节镜微创技术的迅猛发展,Bankart 手术,甚至 Latarjet 手术都能够在关节镜下完成,很多新的术式也轮番推出。但能够推广并经受住历史检验的目前也就是以 Bankart、Latarjet 为代表的几个术式而已,很多新的术式的优越性还有待历史的检验。对于肩关节,经典似乎比创新更受待见。

(汪滋民)

○ 摘编自微信公众号"汪滋民大夫"2017 年 5 月 15 日

—— 专家简介 ——

汪滋民

汪滋民,副主任医师,副教授,海军军医大学附属长海医院关节骨病外科副主任。中华医学会骨科学分会关节镜学组委员,中华医学会运动医疗分会上肢学组委员,国家卫生和计划生育委员会骨科内镜治疗技术项目专家组成员。擅长关节镜与人工关节置换、关节周围截骨矫形手术。

十七、肩关节为何会习惯性脱臼

　　脱臼就是关节脱位，最容易脱位的关节是肩关节，占全身关节脱位的 45%。而且复位后仍有可能复发，变成习惯性脱臼。轻的在运动时复发，重的睡梦中也会脱位，导致患者心中长期存在如同西谚中对"没落地的靴子"的恐惧感。而运动员一旦患上此病，运动生涯可能会终结。

　　要知道肩关节为何会习惯性脱臼，就要先了解它如何维持稳定。肩关节具有"头大盂小根基浅"的特点，使得肱骨头可大范围活动，但自由总要付出代价，这就是肩关节潜在不稳定的"原罪"——因为缺乏肩胛盂对肱骨头的骨性包容，它的稳定性只能走"以柔克刚"的路子，更加依赖肌肉、盂唇和韧带等软组织。稳定机制如同太极拳，讲究平衡协调。首先肩袖的四块肌肉从前、上、后三个方向抱紧肱骨头，它们的合力形成肱骨关节的净作用力，这个净作用力只要落在肩胛盂范围内，肩关节就稳定，反之，肩关节就可能脱位。此外，肩胛盂周围还附有一圈盂唇，并与关节囊韧带相连接，形成中央硬、周围软的碗状盂窝。正常情况下，关节囊封闭，内有少量关节液黏合，产生的负压吸住肱骨头，即所谓盂肱吸力杯机制，其实和通马桶的水拔子同理。此外，盂唇还兼有本体感觉，当肩关节活动范围过大，要超过极限的时候，本体感觉会告诉你："哥们儿，悠着点！"

　　肩关节初次脱位时，往往因为暴力导致盂唇和肩袖撕裂（盂唇撕裂又称 Bankart 损伤），甚至可将骨性肩胛盂也撕下一块，形成骨性 Bankart 损伤。撕裂的盂唇关节囊复合体因为挛缩，常难愈合，形成前方永久裂口，或在肩胛盂前下方畸形愈合，吸力杯机制被破解，当肩关节再次外展、外旋时，盂肱关节净作用力很容易突破肩胛盂前下方薄弱处，导致复发性脱位。另外，脱位后的肱骨头常卡在肩胛盂的前下方，肱骨头的后上方和肩胛盂的前下方骨质互相挤压，形成"对吻损伤"，即便复位后，仍旧残留骨质缺失的"吻痕"，可谓"爱到刻骨铭心"。反复脱位的患者，"吻痕"会越来越深，医学称之为双极骨性缺损，这种双极骨性缺损患者在肩关节活动时更容易因肱骨头脱出肩胛盂上的运动轨道（称为肱骨头"出轨"）而再次发生脱位。

　　研究表明：初次发生脱位时年龄越小，就越容易复发。比如，<20 岁发生肩关节前脱位，再次脱位的可能性高达 90%，其再脱位的发生风险是>20 岁患者的 12.7 倍！因此可以这么说：爱运动的年轻人群，一旦发生肩关节脱位，如果得不到及时的治疗，变成习惯性脱臼的概率非常大！

有时，不稳定不是继发于创伤，而仅仅由轻微的损伤导致，患者常说不出第一次脱位的确切原因。此类患者，肩胛盂往往更为扁平，关节囊更为松弛，神经肌肉控制力差，往往产生多方向的不稳定，一旦脱位，往往进入不稳定的循环。此外，脑炎、脑瘫、臂丛上干产瘫、脑卒中、癫痫等导致神经肌肉控制功能受损的疾病亦容易导致肩关节脱位。另有部分患者因为心理因素，有表演肩关节脱位的意愿，即所谓随意性脱位。相比创伤引起的脱位，非创伤因素导致的脱位处理更困难，也更容易复发。

（汪滋民）

○ 摘编自微信公众号"汪滋民大夫"2017 年 5 月 20 日

十八、下巴也会骨折

　　人的一生中，难免会碰到一些意外或者外伤。就说摔跤这件事吧，从蹒跚学步的婴儿时期，到健步如飞的壮年，再到步履缓慢的老年时期，稍不注意，就有可能发生摔伤或碰伤的事故。这里要介绍的受伤之处比较特别，让我们一起来了解一下。

　　一位年轻人由于站立时间较长，突然自觉浑身不适，大汗淋漓，随后就倒在了地板上。这看似简单的摔跤，却让这位年轻人的口腔、鼻腔、外耳道流出了大量的鲜血，这一幕让身边的人顿时紧张了起来。当被紧急送至医院时，医生通过检查发现，患者既有嘴唇的挫裂伤，又有张口困难和牙齿咬合的错乱，同时还伴有牙齿的崩落和两侧外耳道的出血。所以当时患者就被诊断为下颌骨颏部及双侧髁状突骨折。那么问题就来了，摔跤的部位是"下巴颏"，怎么会影响到外耳道呢？

　　这就要从人体的下颌骨说起。下颌骨是一个马蹄形的骨块，它由下颌骨体部和升支部构成，升支部上面有两个隆起，分别称为髁状突和喙突，其中髁状突是组成颞下颌关节的重要部分。由于颞下颌关节不仅有关节头、关节窝，周围还有一些非常重要的结构，比如关节盘、关节韧带、关节囊等，这些特殊的结构组成了一个既灵活又稳定的双侧联动的关节。因此，可以说颞下颌关节是人体中运动最为灵活的关节之一。它的运动方式非常复杂，主要可分为以下三类：第一是开闭口运动，第二是前伸运动，第三就是侧向运动。也正因为此，颞下颌关节这种灵活运动的能力才是身体其他部位关节所鞭长莫及的。然而，这种两侧关节的联动性，却使得"下巴颏"和耳屏前的髁状突之间的关系非同寻常。

　　当颏部受到较大的外力时，外力通过下颌骨体部传导到髁状突，而髁状突与颅脑的颅中窝之间仅由一层薄的骨质相隔，髁状突就有可能突破颅底进入颅中窝,导致颅脑损伤。但由于人体解剖结构的精妙,在髁状突的下方有一处整个下颌骨中最为薄弱的地方,我们称之为髁状突颈部。当颏部的力量传导至髁状突颈部时,首先发生髁状突颈部骨折,这就避免了髁状突突入颅内的可能性。原来这根有如倒置高尔夫球棒的髁状突生长于此,就是为了随时通过骨折这种高尚的自我牺牲方式,从而避免发生颅脑损伤。因此,髁状突颈部也被称为保护颅脑的"保险丝"。

所以,当髁状突骨折发生后,患者往往有张口受限、咬合错乱、耳屏前压痛、张口痛、咀嚼痛,有时还伴有外耳道出血,严重时伴发颅底骨折,导致脑脊液耳漏等症状,应及时到口腔颌面外科就诊。一般通过 X 线、CT 检查可以明确诊断,有经验的口腔颌面外科医生通过临床体格检查也可以确诊。因此,最有效的治疗方式也就是尽早切开,解剖复位后通过微型钛板进行坚固内固定。

但在髁状突骨折的患者中,由于治疗不及时或不正确,造成错位愈合的情况也比较常见,其严重的后果就是发生颞下颌关节强直和错颌畸形,在儿童身上还可能发展为小颌畸形。这主要是由于髁状突是下颌骨的生长发育中心,一旦髁状突发生骨折而未及时治疗,就会严重影响下颌骨的发育,使下颌骨变得非常短小,并伴有颏部后缩,最终造成单侧或双侧的小颌畸形,过去常称之为鸟嘴畸形。因此髁状突骨折的早期发现、早期治疗是十分重要的。

最后,要给家中有小孩的大人们提个醒,当孩子摔了一跤,"下巴颏"着地,如果没有大哭大闹、疼痛严重、张不开嘴,应该没什么大碍,但还应仔细观察,看看孩子有没有张口困难,或者是咬合习惯改变的情况,如果有,应及时到口腔颌面外科就诊。当然了,最重要的是防止颏部着地的发生。

(王国栋)

○ 摘编自上海教育台《健康宝典》栏目 2010 年 1 月

—— 专家简介 ——

王国栋

王国栋,副主任医师,副教授,硕士生导师,海军军医大学附属长征医院口腔科主任。中华口腔医学会全科专业委员会委员,上海口腔医学会副秘书长,上海口腔医学会口腔医院管理专业委员会委员、口腔颌面外科专业委员会委员。擅长口腔、颌面、颈部肿瘤的诊断、治疗以及硬软组织缺损修复、功能重建。

CHAPTER TWO

问 名 医

颅｜脑｜创｜伤

1. 受伤了，头破血流怎么办

头破血流，是我国的一个很普通的成语，最早出现于明代吴承恩写的《西游记》，在日常生活中常描述"头打破了，血流满面"，多用来形容惨败。在平时很多事故现场，也经常见到一些头部受伤的伤者血流满面，甚至全身都是血迹，说明出血很厉害。为什么会有"头破血流"呢？其实是因为头皮上的血管非常多，有很多的动脉互相沟通吻合，如同交汇的河流，如此丰富的血供，其优点在于头皮损伤后愈合能力和抗感染能力强，但缺点是一旦头皮受到创伤导致血管破裂，便犹如江河决口，出血非常迅猛，不易自止，出血严重的情况下还可能出现失血性休克，危及生命。那么当我们遇到头皮出血时该怎么办呢？首先是不要慌张，我们下意识地用手或者毛巾去捂住伤口是难以有效止血的，正确的处理方法是分开头发，仔细察看，以显露出血点，然后用消毒纱布或清洁手帕盖住出血点，再用并拢的食指、中指、无名指、小指紧紧压住伤口周围头皮（神经外科医生开颅手术切开头皮的时候也是这样压迫头皮的，这样压迫才能达到止血的目的），同时送往医院做进一步处理。用手指压迫止血的优点是效果确切，但缺点是压迫的时间长了以后，负责压迫的人会比较累。这个时候可以进行伤口的加压包扎，如果有纱布和绷带最好，如果没有，也可以将毛巾、衣服等撕成布条，当纱布和绷带来用。在包扎的时候，要注意第一圈绷带经过的关键点是头上隆起的位置，如后脑的枕骨粗隆、额头眉弓、双耳上，这样才可能固定住绷带（就像是我们平时戴运动头带的位置）。接下来的整个操作过程都要用力缠绕并拉紧绷带，这样才能达到加压的目的。

（韩凯伟）

2. 何为"七窍流血"，七窍流血一定会死吗

"七窍流血"为汉语词汇，解释为口鼻耳等处往外流血。在中国古代，常有一种"七窍流血"的死亡现象，人们常因科学知识的不足，将此死亡特征看作是死者

的灵魂含有莫大冤屈，从而对这一现象感到惊恐、畏惧。目前七窍流血常形容一个人处于生命垂危阶段。

七窍流血中的"七窍"指的是两只眼睛、两个鼻孔、两个耳孔和一张嘴巴。在解剖学上，眼睛与鼻腔通过鼻泪管相连接，口腔、鼻腔与内耳道通过鼻咽部相连接。日常生活中出现"七窍流血"时多见于颅脑外伤患者，多由外伤造成颅底骨折所致。前颅底骨折主要引起口鼻流血、球结膜下和眼眶周围的淤血，此类患者酷似"七窍流血"的表现。中后颅底骨折则常见外耳道流血、耳后瘀斑。对于此类患者，骨折本身一般并不需要特殊处理，只要能够保持呼吸道通畅，及时送医诊治，存活的概率相当大。其次，除了头部外伤出血之外，与气管或者食管相连的器官大出血，也可能导致血液从口中涌出，在特殊的姿势下，血液可能通过相连的管道从"七窍"流出。此类患者常因短时间大量出血致休克、窒息而死亡。

（代荣晓）

—— 专家简介 ——

代荣晓

代荣晓，上海市嘉定区中心医院神经外科主任，主任医师，博士。在三甲医院从事临床神经外科工作近 20 年，积累了丰富的临床经验。发表论文 20 余篇，参与国家青年自然科学基金项目和多项省级课题的研究，独立主持多项市局级课题，获多项省市级科研成果奖。

3. 外伤后头痛，头颅 CT 正常，还要检查吗

头部外伤后头痛脑涨，但头颅拍片、头颅 CT 没有发现骨折或颅内出血灶，并不能说一定没有问题。有一种情况需特别注意，即头颅 CT 显示弥漫性脑肿胀，但颅内见不到出血灶，颅内正常结构也可以显示，此时可因颅内压力增高引起头痛脑涨，治疗上除需要卧床休息、对症治疗外，症状严重者还需要留院观察、脱水降颅压治疗。儿童伤后弥漫性脑肿胀，由于其颅腔内脑容积相对较大，往往症状较重，甚至可伴频繁呕吐。部分患者还有颅内出血的可能，所以 1 周内需复查头颅 CT。弥漫性脑肿胀可持续 2～4 周后恢复。

（于明琨）

4. 外伤后无不适，CT 也正常，一定没事吗

很多患者头部受到轻微撞击后，来急诊进行头颅 CT 检查，并没有发现颅内有出血或骨折，自身感觉也没有不适，是不是这个患者以后就不会出现问题了？答案是否定的。大部分轻微脑外伤患者不会有什么问题，但少数患者，尤其是老年人，或者有心脑血管疾病而服用华法林、阿司匹林等抗凝药物者，在受伤以后 1 个月左右会出现头痛、意识模糊、肢体活动不利等表现，这时再做 CT 就可能发现新问题，即慢性硬膜下血肿，其在颅内以液态形式存在，CT 可见血肿对脑组织的明显压迫表现。

慢性硬膜下血肿的处理方式目前主要是手术治疗，在局部麻醉下进行颅骨钻孔，硬膜下置管引流血肿，大部分患者症状可以得到明显缓解。也有部分患者效果不佳或复发，主要是高龄患者，由于脑萎缩明显，血肿引流后脑组织膨胀不全，或者凝血功能异常者，术后易复发。近年来，临床上对慢性硬膜下血肿的药物治疗有了新的认识：阿托伐他汀（立普妥）对部分患者有较好的效果。因此，在血肿量少、症状轻微的患者中，也可考虑药物治疗。但临床效果不佳或血肿量增加时应及时考虑手术处理。

特别提醒

如果出现头痛、意识下降、肢体活动不利，一定要及时就诊，以防造成更严重的后果。轻微头部外伤的患者，尤其是长期服用阿司匹林等药物的老年人，千万不要掉以轻心，需按时进行门诊随访。

（高文伟）

—— 专家简介 ——

高文伟

高文伟，上海交通大学附属第六人民医院神经外科副主任医师，中华医学会神经外科学分会脊柱脊髓学组委员。擅长颅脑损伤、椎管肿瘤及椎间盘突出的手术治疗。主攻方向为颅脑损伤、椎管肿瘤，发表国内外论文十余篇，参与国家自然科学基金及上海市科学技术委员会课题 5 项。

5. 什么是慢性血肿，该如何治疗

86 岁老父亲 2 个月前不小心摔倒，当时无任何不适感觉，近几日开始说话不利索，行动也变得缓慢，家里人一开始怀疑是老年痴呆。到医院检查，头颅 CT 提示：左侧额颞顶慢性硬膜下血肿。

慢性硬膜下血肿是指头部外伤后 3 周以上才出现相关症状的颅内迟发性血肿。老年人如有头部外伤史，且渐渐出现头痛、精神障碍（痴呆、定向力障碍、记忆力下降、智力迟钝等）、肢体乏力及步态不稳（严重者昏迷、偏瘫）、不能讲话、癫痫发作等症状，要警惕颅内慢性血肿形成的可能。为明确诊断，应尽早做相关检查，如头颅 CT。对于头颅 CT 成像呈等密度，或者双侧慢性硬膜下血肿，或者无颅内占位效应的积血或积液时，予以头颅 MRI 检查具有一定的鉴别诊断意义。

慢性硬膜下血肿治疗分为手术治疗及保守治疗，手术治疗又分为钻孔引流术及开颅血肿清除手术。钻孔引流手术是目前慢性硬膜下血肿治疗的首选方法。如果没有症状，血肿量小，可以考虑观察，不必急于手术。此时可以口服阿托伐他汀（立普妥）等药物促进血肿吸收，此药物同时还具有降低老年人血脂的作用。不过血肿量较大或症状严重的患者，还是需要通过手术来解决问题。

特别提醒

有些慢性硬膜下血肿患者可以无明显外伤史。因此，提醒家里有老人的朋友们，当老人如出现头痛、言语不清、肢体活动不利等症状，即使否认有头部外伤史，仍要考虑发生慢性硬膜下血肿的可能性，应尽快前往当地医院就医检查，以免耽误治疗时机。

（王 韧）

—— 专家简介 ——

王 韧

王韧，上海交通大学附属第六人民医院神经外科副主任医师，医学硕士，法学学士。对重型颅脑损伤、颅脑损伤围手术期治疗，神经外科营养支持，神经外科重症监护管理等具有一定经验。

6. 儿童头部外伤需不需要做 CT 检查

儿童在头部受伤后做不做头颅CT，往往是家长非常纠结的事情。与成年人相比，儿童对射线更为敏感，虽说做一次 CT 检查对孩子的伤害很小，但其辐射量还是比普通 X 线片要大得多，有家长担心这会对孩子的发育产生不良影响。其实，科学合理地运用 CT 检查是非常必要的，盲目恐惧并无益于孩子的治疗。当孩子出现以下情况时进行 CT 检查是绝对必要的：伤后有短暂的昏迷或高度怀疑有昏迷，例如伤后很长时间才开始哭闹；伤后出现拒绝进食、频繁呕吐（尤其是喷射性呕吐）、反应下降、嗜睡或者异常烦躁、哭闹不止；伤后出现异常的头部体征，如鼻腔、外耳道出血，"熊猫眼"，头部有明显包块或凹陷；较严重的情况如昏迷不醒、全身抽搐、偏瘫失语、瞳孔不等大等。如果孩子伤后没有上述症状，可先进行适当的观察，暂不做 CT 检查，但家长也不可掉以轻心，仍需仔细观察 2～3 天，以防迟发的颅内出血或其他并发症，观察期间家长应让孩子避免剧烈活动，保持休息，特别留意孩子的意识状态、进食情况、肢体活动以及瞳孔大小是否一致等。

特别提醒

儿童进行头颅 CT 检查时，家长应做好心理安慰，消除孩子的恐惧感，必要时镇静及制动，以提高检查质量。另外检查时采取相应防护措施，如穿着铅衣以降低辐射量。检查结束后多喝水，多吃蔬菜、水果，也可减轻辐射带来的影响。

（郭　衍）

── 专家简介 ──

郭　衍

郭衍，上海交通大学附属第六人民医院神经外科副主任医师，博士，硕士生导师。上海市医学会神经外科专科分会肿瘤学组委员。擅长脑胶质瘤的基础研究与治疗、重型颅脑损伤救治、自发性脑出血的微创治疗、椎管肿瘤的手术治疗。

7. 脑外伤患者会发生脑积水吗

脑外伤是引起脑积水的常见原因，重型颅脑损伤后常常继发脑积水。脑积水的成因有两种：一种是脑外伤后蛛网膜下腔及脑室内积血，血块堵塞导水管、第四脑室出口，影响脑脊液循环，出现梗阻性脑积水；二是创伤性蛛网膜下腔出血引起蛛网膜下腔、蛛网膜颗粒、脉络丛组织及室管膜下血管间隙发生粘连和闭塞，阻碍脑脊液的吸收，从而造成交通性脑积水。

外伤后脑积水可分为急性、慢性两类。①急性脑积水：急性脑积水多为梗阻性脑积水，是脑脊液循环通路在第四脑室以上受阻，使脑脊液流入蛛网膜下腔（或小脑延髓池）的通路发生障碍所引起的病理现象。简单说就是我们脑内液体循环系统的某一部分堵了，导致液体过多积聚在脑内，影响了脑功能，产生相应的临床症状。②慢性脑积水：慢性脑积水多为交通性脑积水，是由于脑脊液的吸收不良或分泌过多及排泄障碍所引起的病理现象。简单说就是脑室内液体不能被正常吸收或者分泌过多，导致液体进多于出，液体积聚在脑内。

发生脑积水后患者往往会出现头痛、意识障碍、行走困难、大小便失禁等症状。所以，必须警惕脑外伤患者发生脑积水的可能性。

一旦发生脑积水，最主要的治疗方式是脑室-腹腔分流术，该手术安全、并发症少，使用较多。所用分流管带有贮液囊、压力阀装置，可以抗虹吸、抗反流。术后注意防止发生并发症，如分流管阻塞、感染和排斥反应等。

（陈　鑫）

—— 专家简介 ——

陈　鑫

陈鑫，博士，副主任医师，硕士生导师，上海交通大学附属第六人民医院东院神经外科常务副主任，上海市医学会创伤专科分会颅脑创伤学组委员，上海市医学会神经外科专科分会青年委员，上海市中西医结合学会神经外科专业委员会委员。

8. 脑外伤后是不是就不能正常生活和工作了

有不少人受过脑外伤，较严重的包括颅骨骨折，颅内出血、挫裂伤，甚至有过昏迷。经过治疗和康复后基本完全恢复。这些人回归家庭后，有些人放弃工作，在家养病，有些人很快就投入工作和劳动当中。到底应该怎么选择呢？

脑外伤后的患者，可有头痛、易怒、注意力不集中、遗忘、头晕、失眠、疲劳等不适感，恢复需要一定的过程。需要家人和朋友的呵护，解除患者的思想顾虑，鼓励和帮助患者回想以前的人和事，保持患者的饮食和睡眠规律，使患者建立信心。但是亲人和朋友的过度照顾和不良暗示，也会让一些本应正常工作和生活的人"被残废"。

与一般的肢体创伤不同，颅脑外伤患者很难通过视觉、触觉等判断自己的伤势是否痊愈，颅脑外伤患者往往过于担心自己的伤情。因此，如果患者没有明显的感觉或运动异常，亲属和周围的朋友应当在专科医生的指导下，帮助患者尽快恢复正常生活、工作，切勿过分照顾，以防"外伤已愈，心病难医"。当然适时复查是必不可少的，应谨防伤后出现脑积水、癫痫等并发症。

（应　奇）

—— 专家简介 ——

应　奇

应奇，中国人民解放军第四一一医院神经外科主任，副主任医师。全军神经外科学会委员，上海市医学会神经外科专科分会区县学组委员，上海市医学会创伤专科分会颅脑创伤组委员，海军神经外科学会委员。熟练掌握各类颅脑外伤、脑肿瘤、脑血管疾病的治疗，对神经外科危重患者的救治和昏迷患者的促醒有丰富的临床经验。

9. 如何正确认识脑震荡

日常生活中，脑震荡已不再是一个简单的医学名词，而是头部外伤或颅脑损伤的代名词，无论脑损伤的程度如何，患者或家属都会迫不及待地问一句："我是不是得了脑震荡？"这一表现暗示人们对脑震荡的理解存在诸多误区，甚至产生了恐惧心理，而长期表现为头痛、头晕、乏力、失眠、耳鸣、心悸、畏光、记忆力减退等症状，严重影响了患者的身心健康和生活质量。因此，如何正确认识脑震荡就显得十分必要。其实，脑震荡是最轻的脑损伤，是由外力作用引起的一时性中枢神经系统功能障碍，其特点为伤后短暂性意识丧失和近事遗忘，可有头痛、头晕、恶心、呕吐等临床表现，神经系统体格检查和头颅 CT 检查均无阳性发现，一般不会遗留永久性的神经功能障碍。脑震荡无须特殊治疗，只要注意休息，调整心理状态，消除恐惧心理，一般在伤后1～2周即可康复。但在临床上，头部外伤除了致伤因素本身以外，尚存在肇事者或责任方的参与使患者产生依赖心理，无形中放大了脑震荡的症状，长期处于情绪不稳状态，表现为疲劳乏力、多汗、失眠等自主神经功能紊乱症状，因此正确认识脑震荡，有利于患者疾病的康复，并尽快恢复健康的生活状态。

（海　舰）

—— 专家简介 ——

海　舰

海舰，博士，教授，主任医师，博士生导师，同济大学附属同济医院神经外科行政主任，上海市医学会神经外科专科分会委员。擅长多种颅内和椎管内肿瘤、血管性疾病的显微手术治疗。

10. 脑震荡有哪些症状，如何诊断

脑震荡最典型的临床特征是轻度意识障碍，可以表现为意识丧失，也可以是神志恍惚。意识障碍一般不超过半小时。逆行性遗忘是脑震荡最特殊的症状，即对受伤前后的经过不能回忆，但过去的记忆力并无损害。脑震荡的其他临床表现包括：躯体症状，如头痛、恶心、呕吐、眩晕、眼花、畏光、疲劳、平衡功能障碍等；还可能出现认知功能障碍、情感障碍和睡眠障碍。

头部外伤后出现短暂意识障碍，实验室和影像学检查正常，即可诊断脑震荡。对怀疑有脑震荡的患者首先要了解详细的受伤史。包括受伤机制、受伤当时的情况，如有无意识丧失、意识丧失持续的时间、有无呕吐等。然后需要详细询问伤者的症状，有些症状可以提示颅内存在更加严重的脑损伤，如意识丧失超过30秒、显著的遗忘或头痛进行性加重，当存在这些情况的时候需要行影像学检查。头部外伤急性期，首选头颅CT检查；如果CT检查阴性，可以选择MRI检查。

（吕立权）

11. 脑震荡后第一时间应该如何处置

头部外伤在现代社会中很常见，在全身创伤中的发生率仅次于四肢骨折。

脑震荡是指头部遭受外力打击后，即刻发生短暂的脑功能障碍，头颅 CT 检查无明显变化，其发生机制至今仍有争论。临床表现为短暂性昏迷、近事遗忘以及头痛、视物模糊、恶心和呕吐等症状，神经系统检查一般无阳性体征，头颅 CT 排除颅骨骨折、颅内出血等颅脑实质损伤后，如头痛、恶心、呕吐等症状明显，应给予止吐、保护胃黏膜、脑保护等药物对症治疗，同时观察患者意识、瞳孔、肢体活动和生命体征变化，嘱患者卧床休息，减少外界刺激。因脑震荡是一种较轻的脑损伤，大多可以治愈，无明显并发症及后遗症。

脑震荡可能伴有头皮肿胀、头皮裂伤甚至进展性颅内出血。头皮肿胀可先冷敷后热敷，头皮裂伤由于头皮血管神经丰富，出血较多，应直接压迫暂时止血，并立刻前往附近医院急诊科，消毒清创后缝合包扎并及时换药拆线。如伴有神志不清、其他部位损伤出血或骨折，则应立刻拨打"120"，请急救中心救护车送医就诊。

特别提醒

与脑震荡不同，有时因头部外伤严重，患者多伴有数分钟甚或较长时间的昏迷，出现颅骨骨折、脑挫伤、外伤性颅内出血等，伤情进展性加重，甚至出现脑疝，多导致严重的神经功能障碍，可能需要手术治疗，以免造成严重的不良后果。

（王　敢　王旭阳）

—— 专家简介 ——

王　敢

王敢，上海交通大学附属第六人民医院神经外科副主任医师。擅长重型颅脑外伤、高血压脑出血的诊断和治疗以及神经外科内镜进行高血压脑出血的微创治疗。

12. 如何预防脑震荡

脑震荡是指头部受到轻度的暴力打击或撞击后，发生短暂昏迷及近事遗忘，无器质性损害的一种神经系统疾病。临床表现如下。①短暂昏迷：程度较轻且时间短暂，可以短至数秒钟或数分钟。②近事遗忘：记不得受伤情况及受伤经过，但受伤前的事情能记忆。③其他症状：如头痛、头晕、厌食、恶心、呕吐、耳鸣、失眠、畏光、注意力不集中和反应迟钝等。脑震荡主要依据头部撞击史、临床表现和各种辅助检查无阳性发现来判断。诊断明确后,轻者以观察为主,注意休息;重者予对症处理,加强心理疏导,告知脑震荡不会影响日常工作和生活,解除患者的顾虑。那么如何预防脑震荡呢? ①小儿及老年人:主要避免跌倒、摔伤,加强看护。②中青年人:避免打架斗殴、车祸等意外伤害,避免头部受到撞击。③拳击手等运动员:主要学会对头部的防护。

(孙树杰)

—— 专家简介 ——

孙树杰

孙树杰,复旦大学附属中山医院徐汇医院神经外科主任,教授,中国医师协会神经急诊医师分会副主任委员,中国科学院上海临床中心研究员。从事急诊脑外伤、脑出血临床救治 30 余年,是我国定向软通道微创救治脑出血新技术的创始人。

13. 脑震荡后如何调节身心康复

脑震荡属于轻型颅脑外伤,也可以说是一种最轻的脑干损伤,具有很强的可逆性。患者在外伤后一般表现为:①短暂意识丧失,数分钟,一般在一小时内恢复。②一过性双侧瞳孔扩大。③清醒后近事遗忘。④头颅 CT 检查没有提示颅内出血、骨折。患者同时可伴有呕吐、眩晕、失眠等表现,但单纯具有呕吐、头晕表现而不具有上述四点表现的患者不应诊断为脑震荡。

脑震荡患者的治疗既不能过左也不能过右。①应该重视患者早期静养,尤其是第一周内绝对休息,不能以玩手机、看电视等活动来代替静养,总之一句话,要让脑子静下来休息。甚至要尽量减少探视这种"爱的伤害"。②恢复期,家属应鼓励患者建立康复的信心。不要尝试唤起已经遗忘的不良记忆,更不能让众人聚于患者旁,把受伤经历作为谈资来进行议论,这些行为都会加重患者的心理负担,阻碍患者各种症状的好转。③药物治疗上主要是出现反复呕吐、失眠、头痛等症状的患者,可适当给予对症处理。但这些不能根除患者的症状。对于脑震荡患者来讲,良好的休息环境和家庭成员的支持比药物治疗更重要。

(陈先霞)

—— 专家简介 ——

陈先震

陈先震，同济大学附属第十人民医院神经外科副主任医师，副教授，硕士生导师。同济大学附属第十人民医院崇明分院脑外科主任。从医以来，共完成颅脑手术 2 500 余例，精通各类颅脑急症的手术治疗。

14. 颅骨修补是怎么回事

颅骨修补术主要是进行颅脑手术导致颅骨缺损后而对其进行修补的一种脑外科常见手术。颅骨修补的必要性有：①当颅骨缺损时因颅骨的密闭性及力学结构发生变化，使得大气压经头皮直接作用在脑组织上，影响颅内的生理状态。②当有外力作用时因无颅骨的保护，有可能会直接损伤脑组织。③严重影响患者的美观，也使其因此产生巨大的心理压力。

颅骨缺损的时间越长，颅骨缺损综合征及继发性脑损害的发生率越高。为了恢复颅腔的密闭性、保持生理性颅内压稳定、减轻颅骨缺损综合征，对颅骨缺损直径在 3 厘米以上、无禁忌证者都应行颅骨修补。一般认为开颅术后 3～6 个月修补为宜，儿童则 3～5 岁后即可做成形手术。

目前常用的修补材料有自体颅骨瓣、钛网板、三维钛板及 CT 三维重建钛合金。其中，三维钛板为目前临床中最常用的修补材料。三维钛板的出现使塑形变得比较容易，但硬度不如二维钛板，而采用了数字化颅骨塑形技术后，这部分工作在术前即可很好地完成，极大地缩短了手术时间，创面暴露时间亦相应减少，使得患者术后发生积液及感染的机会大大减少，同时也减轻了手术医生的劳动强度。虽然颅骨修补手术在神经外科领域内已不是难度很大的手术，危险系数也不断降低，但具体到每一位患者来说，是否适宜进行该类手术，还应根据患者的具体情况来确定。

（陈先震）

15. 如何正确认识脑外伤

俗话说"不怕一万，就怕万一"，一年 365 个日子，春游时爬山、夏日里游泳，秋天时采摘，冬日里滑冰……无论你行走、骑车、驾车还是乘车，都无法完全避免意外使脑部受伤。我们不要在事情来临时一无所知，也不要在灾难降临时措手不及。所以，对于脑外伤，有几个要素最好知道一些。

（1）轻度脑外伤：绝大多数人没事，但有少数人，特别是中老年人，有时候会在外伤发生1～2个月之后出现颅内慢性硬膜下血肿，这种出血形成稀薄的液体，类似酱油一样。此种情况治疗简单，只要在头颅上钻个孔，用生理盐水冲洗，就可以解决问题，开个玩笑，脑外科医生是个有点高级的"洗头工"。这种情形的处理虽不难，但也不要忽视轻微头部受伤。

（2）重一点的脑外伤：有种情况是当时出现昏迷，随即又清醒过来，过一段时间，还会再度转入昏迷，医学上称之为中间清醒期，就是外伤—清醒—再昏迷，是急性硬膜外血肿的特征表现，这种情况需要紧急手术。说明脑外伤后，昏迷转醒不代表没事。

（3）重度脑外伤：还有种情况，颅内脑损伤部位和出现临床症状的部位有左右交叉现象。就是说，头部外表损伤在左侧，内部脑实质损伤却在右侧，这在医学上叫作对冲伤。不要只想到伤后外表难看，更重要的是对侧的内部脑损伤。假设在外伤的一刹那间可以选择体位，宁可面部朝下，宁可伤后面目全非，也不要选择后脑着地，虽然面孔没损伤，但内部对冲伤可以危及生命。由于人脑功能的交叉性支配，左侧大脑受伤严重时，引起的是右侧肢体瘫痪，反之亦然，右侧大脑损伤常导致左侧肢体功能障碍。另外，绝大多数人的左脑为语言功能区所在，损伤后易引起语言障碍。

总之，遇到脑外伤，既不要胆战心惊，也不要掉以轻心。重要的是关心、关注，有症状及时就医，找专科医生倾诉并做个 CT 检查，这无疑是个明智选择。CT 检查快速可靠，有道是："CT 检查无痛痒，只是床上躺一躺，花费仅仅二百元，颅内情况搞清爽。"

（李志强）

—— 专家简介 ——

李志强

李志强，上海市奉贤区中心医院大外科副主任、神经外科主任，主任医师，安徽理工大学上海神经病学研究所所长，安徽理工大学、南方医科大学兼职教授、硕士生导师，南通大学兼职教授。擅长颅脑外伤、颅脑肿瘤等神经外科疾病的手术治疗。

16. 甘露醇在脑损伤中的作用是什么

甘露醇在神经外科有着举足轻重的地位，能减轻脑水肿、降低颅内压、防止脑疝。

甘露醇进入人体后快速与血液结合，使血浆渗透压升高，然后把细胞间液中的水分迅速移入血管内，使组织脱水。由于形成了血-脑脊液间的渗透压差，水分从脑组织及脑脊液中移向血循环，最后由肾脏排出，使细胞内外液的量减少，从而达到减轻脑水肿、降低颅内压的目的。同时甘露醇还是一种较强的自由基清除剂，能较快清除自由基连锁反应中毒性强、作用广泛的中介基团羟自由基，减轻迟发性脑损伤。滴速越快，血浆渗透压就越高，脱水作用就越强，疗效就会越好。但是要注意患者的基础疾病，有心功能不全、冠心病、肾功能不全的患者，滴速过快可能导致致命疾病的发生。短暂的血容量升高可能引起急性心功能不全。过多的利尿可导致有效血容量不足，增加血液黏稠度，引起急性心肌梗死、脑梗死。过快的滴速可能对肾功能有损伤作用，所以一般要求在 20 分钟左右滴完，具体还要根据每个患者的不同情况而定。例如确诊为急性肾小管坏死的无尿患者，因甘露醇积聚引起血容量增多，加重心脏负担；严重失水、急性肺水肿、严重肺淤血患者，万万不能使用甘露醇。

（张　婷）

—— 专家简介 ——

张　婷

张婷，海军军医大学附属长征医院神经外科护士长。致力于神经外科危急重症护理研究、康复器具研发、远程医患沟通微信平台建立，将最新神经外科康复理念传达给广大患者及家属。

17. 颅颌面创伤如何现场急救

颅颌面外伤主要是指由外力造成的患者头颅前部皮肤、皮下组织、肌肉、骨骼、血管、神经和脑组织的损伤。常见于各种交通意外、厂矿工伤、高空坠落、小儿及老人的各种摔伤，也见于打架格斗伤、刀枪、爆炸火器伤等。颅颌面软组织损伤分为：擦伤、异物、刺伤、撕裂伤、撕脱伤。颅颌面骨质损伤分为：闭合型骨折、开放型骨折、粉碎型骨折，有移位或不移位的。以上任何类型的损伤，均可涉及前额、眉弓、外眼、耳、鼻、颊部、额部、下颌、口唇，以及口腔内的舌、咽、腮腺、牙龈等。

急救目的：①止血；②建立通畅的呼吸道；③对损伤部位进行恰当的固定。

急救流程：拨打急救、消防、交通及公安电话。然后进行急救处理。①止血：大多数创伤局部加压包扎即可控制出血，早期危险在于呼吸道阻塞，而不是失血性休克。②保持呼吸道通畅：患者取半俯卧位加头低位，或侧卧位；以手托起下颌，以免牵压喉部；清除口腔血块、杂物，将后坠的舌牵出口外；颅脑损伤和颅底骨折，需插管或在咽部放置通气管。③对严重颅脑外伤伴骨折，在必要的包扎固定后，联系急救车辆尽快送医治疗。

（任　力　于明琨　韩凯伟）

—— 专家简介 ——

任　力

任力，复旦大学附属浦东医院副主任医师，毕业于复旦大学附属华山医院神经外科，并在澳大利亚悉尼科技大学和圣乔治医学院学习 3 年，担任三甲医院科室主任 10 余年。擅长脑肿瘤、垂体瘤、脊髓肿瘤、脑血管病、重症颅脑外伤的诊治。

18. 什么是颅底骨折

颅骨骨折是指头部骨骼中的一块或多块发生部分或完全断裂的疾病，多由钝性冲击引起。颅骨骨折按照骨折的部位可以分为颅盖骨折和颅底骨折，其中颅底骨折占 19%～21%。颅底从前向后由颅前窝、颅中窝和颅后窝呈由高到低的阶梯状排，因凹凸不平、有大小不同的骨孔与裂隙容纳颅神经和血管，因而颅底骨折时容易出现相应的症状和体征，且较一般的颅骨骨折症状重，恢复较慢。颅底骨折一般属于线性骨折，由于颅底与硬脑膜紧密相连，骨折时易致硬脑膜撕裂，加之颅底孔道众多，可使蛛网膜下腔与外界相通，因此颅底骨折又称内开放性骨折。颅底骨折的临床表现为相应受伤部位的软组织出血、颅神经损伤、脑脊液漏和脑损伤。典型的颅前窝骨折具有特征性的"熊猫眼"，伴有脑脊液鼻漏和嗅、视神经损伤。颅中窝骨折多以岩尖部骨折为主，它又可分为横行骨折和纵行骨折。横行骨折的患者可伴有第 5～第 8 对颅神经损伤，而纵行骨折则往往造成传导性耳聋,两者皆可表现出鼓室积血、脑脊液耳漏等症状。颅后窝骨折则常常表现为乳突皮下淤血和颈部肌肉肿胀,少数可有部分颅神经损伤。颅底骨折的诊断多凭临床症状和体征,常规摄片诊断率不高,因此更需要引起重视。

(薛　强)

19. 头部外伤后耳道内流血水是怎么回事

头部外伤后立即出现外耳道向外流血水,一般表示为颅底骨折,因骨折撕裂硬脑膜的同时有鼓膜破裂,使颅内的脑脊液由裂口流出,因与伤口出血混合,就像血水,医生称其为血性脑脊液耳漏。这种情况只要不伤及大血管引起大出血,一般不会致命,但如处理不当,引起严重的颅内感染,则有致命的可能。脑脊液耳漏如持续 4 周以上,一般难以自愈,常需手术治疗。它的主要危害有:①可能引起颅内感染。②漏液过多会造成颅内低压,引起头痛、头晕或颅内出血。

曾有一例头部外伤后脑脊液鼻漏 10 年的老年患者,因平时没有什么不适症状,一直没就医治疗,但每到冬天感冒时就会伴有头痛、发热 1～2 周,到医院打吊瓶用抗生素才行,每年一次,最后确诊为感冒后颅内感染。该患者伤前感冒从无头痛、发热,3 天就好。此次来院就诊,经术前准备后,择期进行了开颅脑脊液漏修补术,术后脑脊液鼻漏消失,一年一度的头痛、发热再未出现。多年前接诊的一例中年男性患者,头部外伤后一侧耳道内流血水,当时头脑清醒,说话、活动都正常,2 周后出现头痛、发热,在当地治疗 1 周不见好转,并且出现高热、叫不醒,转至上海的医院后发现患者昏迷、高热,检查脑膜刺激征阳性,右外耳道内见一消毒棉球,取出棉球后即见脓液流出,经头颅 CT 等检查,确诊为化脓性脑室炎,考虑为右侧脑脊液耳漏后逆行感染引起,经用抗生素、营养支持等治疗 1 月余,感染得到控制。

所以头部外伤后出现脑脊液耳漏或鼻漏,要及时就医,大多可以治愈,药物治疗无效需行手术治疗。

(于明琨)

20. 头部外伤后为什么老是流"鼻涕"

　　一些患者在头部受外伤后，当时没有什么感觉。过几天，突然流起清水鼻涕，以为是感冒，口服感冒药后症状不见缓解。不久后，突然感觉头痛、恶心、呕吐、高热不退，来医院就诊。医生听了患者的叙述，并进行了一些检查后，诊断为颅底骨折、脑脊液鼻漏，经过抗感染治疗，痊愈出院。

　　脑脊液为无色透明的液体，充满脑室、蛛网膜下腔和脊髓中央管内。正常脑脊液具有一定的化学成分和压力，对维持颅内压的相对稳定有重要作用。当头部受外伤后，有 2%～9% 的患者会发生脑脊液鼻漏。即外伤导致了颅底骨折后，脑脊液会从骨折缝隙由鼻腔漏出，形同清水样，称作脑脊液鼻漏，这时脑组织已同外界相通，如不及时治疗会造成颅内感染，甚至危及生命。

　　发生外伤性脑脊液鼻漏后，首先患者要绝对卧床，避免加重脑脊液鼻漏的情况。一般采用头部抬高 20°～30° 半坐位，卧向患侧，脑组织可沉落于漏口，促使自然愈合。其次保持鼻腔洁净，及时擦拭流出鼻腔的液体，避免局部堵塞导致脑脊液逆流及局部细菌生长。同时要预防颅内压增高：可遵医嘱酌情使用药物降低颅内压；预防感冒；保持大便通畅，给予通便药物以避免便秘；不宜行屏气、擤鼻及咳嗽等增加颅内压的动作。外伤性脑脊液鼻漏患者有 5%～10% 继发脑膜炎，当脑脊液鼻漏超过 24 小时，就有合并脑膜炎的可能，应遵医嘱使用抗生素。

　　70% 的脑脊液鼻漏患者在伤后 1 周漏液自行停止，最长者不超过 6 个月。但当脑脊液漏持续 4 周以上时，为避免加重颅内感染，应及时进行脑脊液漏修补手术。

（王蕴坤）

21. 头部外伤后出现"熊猫眼"要紧吗

　　头部外伤后出现"熊猫眼"不要单纯认为是因暴力撞击引起的皮下瘀青。脑外伤的表现复杂多样,除常见的意识不清及头破血流外,颅底骨折也是不容忽视并很容易引起后遗症的一类疾病。而熊猫眼征则是颅底骨折中前颅窝骨折的主要表现之一,多由暴力作用于额面部所致,主要指眶周皮下和球结膜下青紫色瘀斑,一般不对称,范围不超过眼眶。颅前窝容纳脑额叶,由额骨眶部、筛骨筛板和蝶骨小翼构成。出现熊猫眼征后要保持警惕,若伴随血性及透明液体经鼻流出则合并鼻出血或脑脊液鼻漏,嗅觉减退或消失表明骨折线经过筛板时损伤了嗅神经,视力下降表明累及视神经管,出现斜视及眼球运动障碍表明损伤累及眶上裂。

脑外伤患者出现熊猫眼征后应及时入院行颅底 X 线片检查,有条件者行头颅 CT 及三维重建检查,提高颅底骨折诊断率,显示骨折范围和骨折线延伸情况。观察是否有额叶脑挫裂伤、脑实质血肿及硬膜下血肿,是否伴有颅内积气。熊猫眼征本身无须额外处理,数天后瘀斑逐渐消退,但伴随其他颅内损伤则需紧急处理。颅前窝骨折也常伴有颅中窝和颅后窝骨折,引起脑脊液耳漏、乳突后瘀斑(Battle 征)以及吞咽困难、声音嘶哑等后组颅神经损伤,需进行相关处理。

(陈荣彬)

22. 头部外伤后视力模糊甚至出现失明可以恢复吗

这有两种情况,一个可能是我们平时说的脑震荡,患者醒来之后可能存在暂时性视力模糊;另外有一种最常见的情况就是视神经损伤,因为颅脑损伤可能引起面颅神经、视神经损伤,眼球外伤一般情况下是可以看得出来的,但如果侧方受力,容易造成视神经管骨折,造成视神经的挫伤和挤压伤,这种情况可能造成患者永久性的视力障碍,部分患者可以通过手术减压来促进视力恢复。因为视神经管很窄,视神经因视神经管骨折受压时,可能引起局部神经水肿,甚至局部压力增高,血管也会受压从而影响视神经的血液循环,造成视神经缺血,影响视力恢复。现在很多科都可以做视神经管减压,包括神经外科、眼科、五官科,当然神经外科开颅减压相对比较彻底。虽然视神经管减压配合药物等治疗有助于视神经损伤后视力恢复,但疗效不确切。伤后时间越长,手术效果越差。

(于明琨)

23. 是什么原因导致了脑外伤后眼球突出

眼科门诊经常会见到眼球突出、眼睑红肿的患者,眼科各项专科检查未见任何异常，其中部分患者此前往往有外伤病史。这种情况下，有经验的眼科医生会推荐患者看神经外科，因为这些患者有可能患有一种特殊的脑血管疾病：外伤性颈动脉海绵窦瘘。

什么是外伤性颈动脉海绵窦瘘

通俗讲，就是颈动脉和颅内的一个大的静脉窦（海绵窦）之间形成了短路，高压的动脉血直接进入静脉窦内，导致静脉窦内压力增高，正常应该回流到静脉窦内的静脉血出现逆流，导致患者患侧眼球突出、眼睑水肿、颅内出现与心跳一致的杂音。外伤性颈动脉海绵窦瘘见于多种颅脑外伤，其中由颅底骨折引起者最多见，其在颅脑损伤中的发生率约为 2.5%。据统计，75% 以上的颈动脉海绵窦瘘均为外伤所致。由于颈动脉海绵窦段被其出入口处的硬脑膜牢牢固定，故当骨折线横过颅中窝或穿行至鞍旁时，即可撕破该段动脉或其分支，有时亦可由骨折碎片、穿透伤或飞射物直接损伤而造成。受损的动脉或当即破裂或延迟破裂，故伤后至动静脉瘘症状出现的时间不一，急性者立刻出现，迟发者数天到数周不等，常于无症状间歇期之后发病。

外伤性颈动脉海绵窦瘘的症状和体征

（1）局部症状、体征：由颈动脉血流直接灌入海绵窦引起。

视力障碍：因眼静脉压升高，视网膜水肿、出血，视盘水肿，或因扩大的海绵窦压迫视神经而发生原发性视神经萎缩，造成视力障碍。

震颤与杂音：患者可自己听到连续性杂音，随心脏的收缩而增强，触诊眼球有震颤，听诊于眼球、额眶部及颞部可闻及吹风样杂音及猫喘样震颤，两者与脉搏一致，杂音显著可使患者失眠，压迫同侧颈总动脉可使杂音减弱或消失。

搏动性突眼：伤后 24 小时之内，即有患侧眼球结膜充血水肿、眼球外翻前突并伴有与心律一致的搏动，额颞头皮静脉怒张。

海绵窦与眶上裂综合征：约有 70% 的患者眼球运动受限，特别是外展神经和动眼神经受累，可引起复视，严重时可导致结膜炎、角膜溃疡、青光眼及视神经萎缩，甚至失明。偶尔患者有三叉神经眼支症状，如患侧额颞、眶部疼痛或前额皮肤感觉障碍及角膜反射减弱。此外，尚有部分患者可因海绵间窦较大，导致双侧交通，而出现双侧眼部的症状和体征。

（2）全脑症状：多因脑缺血引起。颈动脉海绵窦瘘时，动脉与海绵窦之间形成短路血液循环，影响瘘口远侧大脑中动脉及大脑前动脉血流灌注，相应的分布区发生脑供血不足，长期的脑缺血引起脑功能损害。有时颅内压可能增高。

出现这些症状和体征该如何检查

根据病史、体征一般不难做出诊断，CT(CTA)、MRI(MRA)与超声均可作为辅助检查手段，但诊断的金标准是数字减影血管造影(DSA)，通过造影可以了解病变的部位，供血动脉，瘘口部位、大小，是否经前后海绵间窦使对侧海绵窦显影，盗血与静脉回流情况，并通过对侧颈内动脉与椎动脉造影了解颅内侧支循环情况。

确诊颈动脉海绵窦瘘后如何治疗

外伤性颈动脉海绵窦瘘自愈机会不多，仅有 $5\%\sim10\%$，偶尔可通过压迫患侧颈动脉试验减少瘘口血流促其愈合而获成功。绝大多数都需积极进行治疗，外科治疗的目的在于恢复海绵窦的正常生理状态，解除所属静脉系统的压力，使突出的眼球得以回复，挽救视力，消除杂音，防止脑缺血。外伤性颈动脉海绵窦瘘以血管内介入治疗最为可靠，可以采用可脱性球囊瘘口栓塞、弹簧圈填塞以及覆膜支架植入等多种治疗方法。

（梅其勇）

—— 专家简介 ——

梅其勇

梅其勇，海军军医大学附属长征医院神经外科副主任医师，硕士生导师，上海市医学会神经外科专科分会神经介入学组委员。熟练掌握神经外科常见疾病的诊断和治疗，在脑与脊髓血管性疾病、颅脑损伤、神经系统肿瘤等疾病方面积累了一定的经验。熟练掌握显微外科技术与血管内介入操作，以颅内外血管搭桥治疗大脑中动脉闭塞、颈内动脉闭塞、颈动脉夹层、烟雾病等脑血管疾病为医疗特色。

24.　颅脑外伤如何现场急救和自救

（1）要保持镇静：头部受伤者即使无昏迷也应禁食限水，避免情绪激动，不要随便搬动伤者，等待专业急救人员到来。如果现场危险，需要搬离伤者，要尽量平移伤者，切忌一人拽住两只胳膊、一人拽住两条腿搬动，会造成已有的脊髓损伤进一步加重，伤者可能因此突然呼吸停止，甚至死亡。正确的方法是三个人一起帮助伤者平移，一个人托头、肩部，一个人托腰、臀部，一个人托住膝关节、小腿。

（2）要迅速止血：应立即就地取材，利用干净的、干燥的衣服或布料进行加压包扎止血。切忌在现场拔出致伤物，以免引起大出血。若有脑组织脱出，可用碗作为支持物再加敷料包扎，以确保脱出的脑组织不受压迫。

（3）要保持呼吸道通畅：患者昏迷后，舌后坠、痰和呕吐物都会阻塞呼吸道，会出现打呼噜的声音，呼吸道阻塞会引起窒息死亡，应将双手放在患者两侧下颌角处将其下颌托起，清除口腔异物，以保持呼吸道通畅。

（4）要维持生命体征稳定：专业急救人员到来后，首先对伤者的全身状况做个判断。查看伤者意识清楚不清楚、会不会说话，然后查看伤者的血压、脉搏和呼吸等生命体征。正常的血压是 120/80 毫米汞柱，高压如果低于 80 毫米汞柱，就是休克。呼吸是每分钟 16～20 次，如果只剩 8～10 次，说明脑子有问题了。如果脉搏快到每分钟 120 次，也是休克的体征。

（5）不要遗漏胳膊、腿、胸、腹部等。

（李一明）

25. 脑外伤患者住院后家属应如何从容应对

颅脑外伤患者入院后会根据病情被分诊至急诊或住院病房，为更好地配合医护工作者，患者家属应做好相关准备，避免手忙脚乱：陪护家属最好是直系亲属，能够独立行使诊疗选择权；带好自己和患者本人身份证原件及复印件，准确提供患者真实的个人信息；带好现金和银行卡；带好患者既往就诊病历及影像学资料，对患者既往病史、治疗经过及服药史有确切的了解；医保患者带好医保卡及医保病历，急诊挂号或办理住院手续采用统一的信息。

住院患者应着病员服，准备下列物品。①个人洗护用品：毛巾、脸盆、牙膏、牙刷、肥皂、拖鞋、纸巾、湿巾、洗发水及换洗衣物、简易衣架、棉签；女性患者准备卫生巾及护垫，男性患者准备剃须刀。②餐具：饭盒（可微波炉加热）、水杯（保温杯和一次性纸杯）、弯头吸管、筷子、勺、水果刀、食品袋。③如厕：一次性隔尿垫、马桶垫、尿盆。④通讯：手机及充电器、耳机、手电筒、笔、纸、报纸杂志等。⑤其他：根据伤情准备网状头套、颈托、约束带。对于监护病房的患者，家属无法陪护，需至少 1 名家属 24 小时留在院内，提供准确的联系方式。与此同时，遵守病房规定，不要用手触摸伤口，禁止大声喧哗、随地吐痰，禁止吸烟、饮酒，手机铃声调低或调至震动,保管好个人贵重物品以免遗失。

(张丹枫)

26. 何为脑外伤后综合征

脑外伤后综合征是颅脑外伤后常见表现,也是神经外科门诊常见病,是指脑外伤患者在恢复期以后,长期存在的一组自主神经功能失调或精神性症状。患者主要临床特点为主观症状较重而客观体征缺如或轻微,主要是头痛、头晕和神经系统功能障碍等表现,而神经系统检查及神经放射学检查并无阳性发现。如果这一组症状在脑外伤后存在 3 个月以上而无好转,则称为脑外伤后综合征。尽管有的病理改变难以查出,脑外伤后综合征的发生仍可能有颅脑器质性病变的病理基础,同时也与个人素质和社会环境的影响有关。

脑外伤后综合征的诊断必须慎重,首先应在认真排除器质性病变之后始能考虑,另外还需排除全身的其他慢性病变。只有在排除了以上两类情况,经系统治疗半年或 1 年以上,仍有上述症状者,才可以诊断为脑外伤后综合征。

脑外伤后综合征的防治措施如下。

(1) 脑外伤后综合征的患者常有忧郁、沮丧、烦躁、易怒、悲观、失望等情绪反应,因此,耐心细致的解释工作和心理咨询尤为重要。患者家属应积极配合医生消除患者的疑虑及悲观情绪,使之了解自己的病情,建立和巩固功能康复训练的信心和决心。

(2) 鼓励患者适当地参加体育锻炼,恢复日常工作、学习和生活。

(3) 配合理疗、针灸、中医中药等综合治疗均有助于患者好转和康复。

(4) 适当给予镇静、安神、止痛类药物辅助治疗。

(许　政)

27. 颅脑外伤后性格变了怎么办

颅脑外伤多由车祸、高处坠落及人为伤害等因素所致,无论病情轻重,即使得到积极有效的手术、保守和康复等治疗后,患者往往还遗留不同程度的后遗症,很多患者颅脑外伤后颅内血肿清除了,颅内情况稳定了,创面修复了,能说话、走路了,但性格脾气、精神状态等却发生了改变,变得易怒、乱发脾气、抑郁、行为异常等。

患者和家属都没有心理准备，往往承受着巨大的疾病压力、心理压力等，很难回归工作岗位和社会。患者的种种精神问题往往由神经结构以及神经功能损害所致，如硬膜外血肿、硬膜下血肿、脑挫裂伤、脑内血肿、脑水肿、脑积水等损伤或破坏，导致中枢神经系统功能障碍，造成神经精神功能失常，从而使患者的性格、情绪、精神行为发生改变。

对于这一类患者，家属如能付出更多的关爱和帮助，对减轻患者症状、缓解家庭压力是十分有利的。家属应多给予情感安慰，经常倾听患者的心声，让患者进行适度的情绪宣泄，保证生活环境安全，适当带患者外出休养、进行人际交往，尽可能满足患者的合理要求，可以减少和消除患者的冲动行为和不稳定情绪。对出现幻觉妄想、情绪极度不稳定、应激反应强烈的患者，则需要到医院神经外科、神经内科或精神卫生中心就诊。

（代大伟）

28. 脑外伤后睡觉老是昼夜颠倒怎么办

在脑外伤恢复期，很多患者都会出现"晚上不睡，白天不醒"的情况，很多家属都有疑虑，这是怎么回事，该怎么办呢？其实，睡眠颠倒是脑外伤后常见的并发症之一，往往表现为意识清楚，但夜间睡眠不足 2 小时，日间睡眠超过 8 小时。这主要与脑内上行激活系统中的睡眠-觉醒环路功能障碍有关。作为家属，可通过以下几种方法对患者进行康复训练及护理。

（1）限制睡眠：不管夜间睡眠有多短，早上一定要准时叫醒患者，按时进食。

（2）保证光照：白天一定要让患者接受充分的自然光线的照射，切忌拉上窗帘，一定要保证室内充足的光线。

（3）声音刺激：白天可通过聊天、播放音乐或视频等刺激患者，使其保持清醒。

（4）疼痛刺激：除了声音，还可以通过捏耳垂、按压眼眶等方法使患者产生疼痛，使其保持清醒。

（5）营造睡眠条件：白天使患者保持觉醒，夜间一定要给患者营造一个舒适安逸的睡眠条件，睡前温水擦身，排空小便，取舒适体位，关灯并保证室内安静。

（6）药物治疗：部分患者可酌情使用药物控制睡眠。如日间睡眠较深，可适当选用兴奋性药物；如夜间烦躁不安，可适当选用镇静剂，保证睡眠质量。

　　总之，睡眠颠倒的康复需要综合的训练方法，同时需要家属保持耐心，贵在坚持。

（赵　亮）

29. 颅脑外伤患者如何康复治疗

　　颅脑外伤患者即使经过一段时间的治疗后，仍可能残留不同程度的功能障碍。一般而言，在早期 6 个月内，这些功能障碍开始恢复，治疗时间越早，恢复的可能性越大，随后进步幅度变小，一般直到 2 年左右，仍持续有所进步和好转。正确、及时的康复锻炼对患者的功能恢复至关重要。具体措施如下。

　　（1）正确面对伤残：患者家属要给予患者精神鼓励，帮助患者积极配合治疗，消除其消极情绪。让患者建立信心，虽然康复阶段可能比较漫长，但经过患者和医务人员的共同努力，完全可以调整或代偿其失去的功能。

　　（2）恰当的饮食、药物保障：在医生、治疗师的帮助下制订一个康复计划，针对性地给予一定的药物，防止并发症的同时，维持营养，补充足够的能量和蛋白质，维持水、电解质平衡，服用中枢神经系统药物。

　　（3）注重肢体功能锻炼：脑损伤后肢体活动多处于低级动作状态，往往不受感觉刺激所控制。可以通过以下几种方法提高肢体功能。①通过刺激，如牵拉、击打肌腱或肌腹、压迫肌腹等方法引发运动。②鼓励早期训练屈曲性运动，早期可以由他人辅助，随着训练进展，可进行伸展性训练。③通过视觉、听觉、触觉和温觉刺激肌肉活动，对关节进行牵拉或挤压。④注意训练目的性运动，比如取物、进食等，注意加强肌力的练习。⑤训练健侧肢体替代患者肢体的功能，比如写字、梳洗等。值得注意的是，训练的强度和频次要循序渐进、逐渐增加。

　　（4）重点训练日常生活：以生活自理为训练目的，针对性地进行训练。可应用各种辅助支具帮助患者，比如增大或延长生活用具的手柄、使用拐杖帮助行走等。

（李一明）

30. 头部外伤后还能继续口服活血化瘀药物吗

　　为预防心脑血管疾病发生，许多老年人往往会服用一些活血化瘀药，如丹参片、三七粉、银杏叶片等中成药，有些则因曾患有冠心病、房颤或脑梗而口服一些抗凝、抗血小板药物，如阿司匹林、华法林。这部分人群发生头部外伤后是否可以继续服药，停药后间隔多长时间可再次服药已成为很多百姓关心的问题。

首先，对于中重度颅脑损伤、颅内出血需要手术的患者，均应立即停止服用上述药物。化验血常规、凝血功能，了解血小板数量及凝血时间，若有明显异常应予以纠正。其次，对于轻度颅脑外伤伴有少量颅内出血的患者，原则上也应暂停服用活血化瘀药物，以避免颅内出血进一步增多，加重病情。待颅内血肿完全吸收后，根据原有心脑血管疾病情况，在医生的指导下再恢复用药。而对于仅有头皮损伤，头颅 CT 检查无颅内出血的患者，可暂停服药 3 天，以免出现迟发性颅内出血。此后再根据病情，酌情恢复服用。对于所有颅脑外伤，伤后 3～4 周，影像学检查无颅内出血导致肺部感染者，可以应用活血药物。

（陈世文）

—— 专家简介 ——

陈世文

陈世文，上海交通大学附属第六人民医院神经外科主任医师，副教授，博士，博士后，硕士生导师。从事神经外科医疗、教学、科研工作 20 余年，对脑外伤、神经系统肿瘤、脑血管病的诊治具有丰富的临床经验，对神经外科疑难少见病也有独到的见解。

31. 颅脑损伤后高压氧治疗有哪些好处

高压氧治疗是在超过一个大气压的环境中呼吸纯氧气。普通吸氧是在一个大气压的环境下，而且吸入的也不是纯氧，氧气的浓度和压力小，没有高压氧的效果好。临床上常用的压力单位是绝对压。

高压氧治疗的作用

（1）提高氧分压、增加血氧含量和组织氧含量。

（2）提高氧的弥散率和有效弥散距离。

（3）高压氧下脑血管收缩，脑血流量减少，脑水肿减轻，也相应地降低了颅内压。

（4）脑组织血管丰富，高压氧不仅可以促进侧支循环形成，保护"缺血半暗影区"内的神经细胞，而且大量的微血管形成能修复某些病变的脑血管。

（5）预防血栓形成，促进血栓吸收。

（6）改善脑代谢，恢复脑功能。

（7）促醒作用。1974 年 Hayakwa 试验证明，在 200 千帕氧压下，椎动脉血流量增加 18％，使脑干网状结构系统氧分压增高，有利于上行激活系统，促进觉醒及生命中枢活动。

（8）高压氧治疗可以及时纠正代谢障碍，防止心肌缺血（缺氧）及肺水肿、肺内感染，改善肝、肾功能，促进解毒、排尿功能，保持水电解质平衡，改善营养等，有利于提高机体整体防卫功能。

高压氧治疗的优点

（1）高压氧可减轻脑水肿，迅速降低颅内压。

（2）高压氧可快速提高脑组织的氧含量及氧储量，改善脑组织和周身组织缺氧，减少脑细胞的变性坏死。

（3）高压氧可增加脑组织毛细血管氧弥散距离，可弥补因脑水肿使毛细血管间距离加大而出现的缺氧区域。

（4）高压氧可增加对血肿周围（缺血半暗影区）受损细胞的供氧，加速受损细胞恢复。

（5）高压氧可以加速血肿的清除，加速胶原纤维、毛细血管的再生，加速病灶的修复。

（6）高压氧可增加椎基底动脉血流量，可提高网状激活系统和脑干的氧分压，加快意识恢复速度，从而维持正常的生命功能。

（7）高压氧提高超氧化物歧化酶（SOD）、过氧化氢酶（CAT）、谷胱甘肽过氧化物酶和谷胱甘肽（GSH）的含量，加强清除自由基和抗氧化的能力，减少再灌注损伤。

（8）高压氧可抑制细菌生长，有利于对继发感染的控制。

（王君玉）

32. 颌骨骨折后常见的症状有哪些，需要做哪些检查

颌骨主要指构成面部的骨骼，狭义指上颌骨、下颌骨，广义上还包括颧骨、颞骨、腭骨、鼻骨、筛骨及额骨。颌骨骨折常见的症状有：咬合错乱、张口受限、颌

面部淤血、皮肤麻木、颌骨异常动度、面形改变、疼痛（特别是咬合痛）等。

目前临床上诊断颌骨骨折通常要做 X 线片和颌骨 CT 检查，其中包括与颌骨骨折部位相关的专科平片，由于这些检查专科性很强，需在颌面外科专科医生的建议下进行。

（王国栋）

33. 为什么颌面部受伤会出现复视和下唇麻木

复视，简单而言就是看东西出现双影（重影）。当上颌骨、颧骨骨折发生在眼眶周围时就可能出现复视，这是由于眼眶周围骨折移位造成眼球移位或眼部肌肉运动受限等，导致双眼运动不协调，形成视物双影。

下唇的感觉神经来自下齿槽神经。下齿槽神经有一段是走行在下颌骨内的，当下颌骨体部骨折，常常会造成下齿槽神经受损，从而造成骨折一侧的下唇麻木。临床上骨折引起的下唇麻木大多可以在 3～6 个月自行恢复。

（王国栋）

34. 颌骨骨折后一般的治疗方法有哪些

颌骨骨折的治疗分为手术和非手术方法。

非手术方法常用牙弓夹板、颌间牵引钉、颌骨骨折外固定头架等器材进行骨折复位固定。但由于颌骨骨折是比较复杂的骨折，往往有多条骨折线，稳定性比较差，单纯采用非手术的方法往往不能使骨折端解剖复位，其固定时间长达 3～6 周，且固定期内患者的口颌功能受限，痛苦较大，效果不确实。

手术治疗一般指的是在手术切开暴露骨折部位后将骨折复位，并用内固定器材进行骨折固定。手术后很短时间内就可以实现开口吃饭、说话，口颌功能早期锻炼可以促进骨折愈合。就目前国内外的固定器材而言，主要分为金属类和非金属类。金属类的接骨板（钉）目前最常用，有加压和非加压两种系统，金属材料主要是不锈钢和钛合金、钛。无论是国产还是进口的钛板，生物相容性均较好，临床最常用。非金属类主要是高分子可吸收板，其优点是可以吸收，缺点是强度不如金属类接骨板。

（王国栋）

35. 颌骨骨折患者在治疗期间应该注意哪些问题

颌骨骨折在没有愈合前，对患者的口颌功能存在不同程度的影响，口腔自洁能力较差，所以患者应该在治疗期间特别注意口腔卫生。颌骨骨折患者治疗后应当在专科医生的指导下进行口腔功能锻炼，提高骨折愈合的速度和质量。颌骨骨折患者在治疗过程中往往有饮食限制，为保证足够的营养，可增加流质、半流质食物的进食次数，具体饮食方案应在专科医生的指导下制订。

（王国栋）

胸｜腹｜部｜创｜伤

36. 胸部损伤要紧吗

由于胸部的解剖学特点，在复合外伤中很难避免地受到伤害，依据是否损伤壁层胸膜造成壁层胸膜破裂、胸膜腔和外界相通，分为闭合性损伤及开放性损伤。

闭合性损伤比较常见，因暴力挤压胸部或胸部受到钝器打击所致，多见于工伤、车祸以及地震、火灾等灾害中，轻者只是胸壁软组织挫伤或单纯肋骨骨折，重者多伴有胸腔内器官或血管损伤，导致气胸、血胸，甚至心脏挫伤、裂伤，心包腔内出血和心脏压塞。高强度的胸部暴力挤压，还可能导致头颈肩毛细血管广泛破裂，引起创伤性窒息，并发急性肾功能衰竭，危及生命。

开放性损伤多因各种利器穿透胸壁所致，可能直接贯通胸内脏器，引发气胸、血胸等严重伤情，影响呼吸及循环功能，导致严重后果。

相比开放性损伤鲜血淋漓的外观，闭合性损伤的伤情更加隐蔽，部分症状可能在 24 小时后才有表现，应及早就医，根据胸片、CT、心电图等检查结果评估伤情，并予以及时治疗。

（梁尔慷　赵晓菁）

—— 专家简介 ——

赵晓菁

赵晓菁，上海交通大学医学院附属仁济医院胸外科主任。从事胸外科专业近 30 年，擅长肺、纵隔、气管等疑难病的诊断与治疗，尤其擅长胸腔镜、纵隔镜下的微创手术技术。

37. 肋骨骨折需要手术吗

肋骨骨折是胸外科急诊最常见的损伤之一。

肋骨是胸廓的重要组成部分，正常人左右胸部共有 12 对肋骨，其中 1～7 肋被称为真肋，8～10 肋被称为假肋，11、12 肋被称为浮肋。真肋和假肋对呼吸运动比较重要，一旦广泛损伤，可能导致胸廓稳定性被破坏，呼吸困难。

肋骨损伤的原因一般分为直接暴力和间接暴力。直接暴力指外力直接施加于肋骨，并在受力点使肋骨过度向内弯曲而引发骨折；间接暴力指胸部前后方向受暴力挤压，使肋骨向外过度弯曲而引发骨折，骨折点大多位于肋骨中段，与受力区域无关。

常见的肋骨骨折多为单根单处骨折，由于肋间肌和邻近正常肋骨的支撑作用，单根肋骨损伤不会破坏胸廓完整性，除疼痛以外，对呼吸运动没有重大影响，大多能自行愈合，尽管愈合后骨折部位可能留下弯曲等轻度畸形，但不妨碍机体功能，所以单根肋骨骨折治疗重点为止痛、胸带局部固定和防止并发症。

对于大面积的多根多处肋骨骨折，由于胸廓稳定性被破坏，胸廓塌陷，并可能伴发严重的气胸、血胸及胸内脏器损伤，需手术治疗，固定骨折部位，恢复胸廓正常结构。

需要警惕的是，某些患者因很轻微的损伤甚至是普通咳嗽就可能出现肋骨骨折，这往往意味着肋骨结构被破坏，强度较差，可能是一种与肿瘤相关的病理性骨折。

（梁尔慷　赵晓菁）

38. 什么是连枷胸和反常呼吸

连枷是一种农具，用于打谷。多根多处肋骨骨折后，局部胸壁因失去完整肋骨支撑而出现大面积软化，肋骨各断裂段之间不能同步运动，骨性外观接近于连枷，故被称为连枷胸。连枷胸是肋骨骨折中最严重的状态，患者可能出现反常呼吸，即吸气时，软化区的胸壁内陷，不随同其余胸壁向外扩展；呼气则相反，软化区向外鼓出，反常呼吸会导致两侧胸膜腔内压力失衡，使包括心脏及大血管在内的纵隔结构左右扑动，引起患者严重低氧和二氧化碳滞留，同时影响主要静脉血液回流入心脏，最终导致严重的呼吸循环衰竭。大面积的肋骨骨折，其尖锐的断端可能挫伤肺组织，引发创伤性湿肺，严重时可发展为成人型呼吸窘迫综合征；也可能刺破肺组织或血管，引发气胸或血胸，导致皮下气肿、咯血、血痰。

对连枷胸的传统治疗方法有包扎固定法、牵引固定法、呼吸机内固定法等，这些非手术方法愈合时间均较长，患者比较痛苦，长时间卧床及使用呼吸机均可能导致严重的肺部并发症，而且即便愈合，由于大面积的骨折错位性愈合，断裂肋骨段交叉重叠,胸廓外形受到明显破坏,患侧呼吸运动受限,出现限制性呼吸功能障碍,同时明显的胸部畸形会影响患者的工作与生活。

因此,对于连枷胸患者,只要手术条件允许,应首选手术治疗,在 CT 三维重建的基础上使用肋骨接骨板固定断端,创伤小,术后即可很快恢复胸廓的完整性,消除反常呼吸,实现快速愈合,显著减少后遗症。

(梁尔慷　赵晓菁)

39. 气胸是气出来的吗

民间常有气伤心、气炸肺一说,但我们所说的气胸其实与此无关。在胸部损伤中,气胸的发生率仅次于肋骨骨折。

气胸是指胸膜腔积气。胸膜腔是由覆盖于胸壁上的壁层胸膜和覆盖于肺及支气管表面的脏层胸膜连续构成的一个潜在性腔隙。无论是肺组织、支气管破裂,破坏了脏层胸膜导致空气进入胸膜腔,还是胸壁被穿透,壁层胸膜随之破裂导致空气进入胸膜腔,都被称为气胸。气胸一般都会导致患侧肺受压萎陷。

气胸一般分为闭合性气胸、开放性气胸、张力性气胸。

闭合性气胸多为肋骨骨折的并发症,气胸形成后,患侧肺受压萎陷,原破裂漏气点自行封闭,无进行性持续漏气。闭合性气胸患者的临床症状与胸内积气量有关。少量气胸,肺萎陷在 30％以下,多无明显症状,不需要治疗,1～2 周可自行吸收。大量气胸,患者有胸闷、胸痛、气促症状,需穿刺抽气或行闭式引流术,排除积气,促使萎陷的肺尽快膨胀。

开放性气胸是指胸膜腔有与外界相通的伤口,空气可随呼吸自由出入胸膜腔,其出入量取决于裂口的大小,裂口较大时,伤侧肺将完全萎陷,失去功能。开放性气胸常见于刀伤、火器伤、工伤、车祸等,也见于各种原因导致的支气管断裂,往往伴随严重的复合外伤。患者有明显的气促、呼吸困难和发绀,现场抢救的首要措施是封闭破口,将开放性气胸转化为闭合性气胸,消除双侧胸内压失衡导致的纵隔摆动,并给予排气治疗。

张力性气胸是气胸中最严重的一种,又称高压性气胸。可见于自发性气胸或外伤性气胸,患者壁层胸膜或脏层胸膜的破口形成活瓣,导致吸气时气体单向进入胸膜腔,形成一种打气筒样效应,积气的胸膜腔就像皮球,气越积越多,内在压力越来越高,不但会把患侧的肺完全压瘪,而且会把心脏等重要器官推向健侧,造成气管移位、腔静脉血液回流受阻,进而引发严重的病理结果,患者表现为极度呼吸困难、青紫、伴或不伴广泛的皮下气肿，不及时处理可能直接导致患者死亡。张力性气胸的治疗首先是减压，在减压基础上，可按闭合性气胸处理方法予以穿刺抽气或胸腔闭式引流术。

（梁尔慷　赵晓菁）

40. 血胸是否很危险

在胸部外伤中血胸是较常见的情况，但凡损伤胸壁或胸内任何器官出血，血积存于胸膜腔内，即称为血胸。血胸可为自发性的，但更多见于外伤患者。出血来源常为肺组织、心脏及大血管损伤、胸壁血管损伤（包括胸壁粘连、系带断裂出血）。

由于肺循环压力较低，来源于肺组织破裂的出血常常因为破裂点被血块封闭，出血可自行停止，对患者的威胁较小。来源于心脏或大血管破裂导致的出血，尤其是动脉系统的出血，压力高，出血量大，患者短时间内即进入休克状态，不及时抢救，将很快死亡。来源于胸壁小动脉的出血，因为体循环压力较高，不易自行停止，但因动脉直径较细，呈缓慢进行性出血状态，如不能及时发现，同样可能因失血过多而危及生命。

对胸部损伤的患者进行放射学检查，可以较快发现血胸的征象，如估计胸腔内积血量较大，应留置胸管引流，既可减少积血对肺的压迫，改善呼吸状况，又可密切观察出血量，判定有无进行性出血，如开始引流出 1 000～1 500 毫升积血，或随后每小时引流量达 200～300 毫升，均应考虑进行性血胸，需要尽快手术干预。在手术前，做好准备工作，纠正休克状态，完善手术条件。对于非活动性进行性出血的患者，也需加强引流，避免积血在胸膜腔内形成凝固性血胸，减少肺有效呼吸容量，以利于患者的康复。

（梁尔慷　赵晓菁）

41. 胸部被严重挤压后会出现什么情况

人体胸部在地震、车祸中被严重挤压或者被踩踏时，很容易出现创伤性窒息。

创伤性窒息是钝性暴力作用于胸部所致的上半身皮肤、黏膜、末梢血管出血性损害。当胸部与上腹部受到暴力挤压时，患者声门紧闭，胸内压剧增，右心房血液经无名静脉系统逆流,造成末梢静脉及毛细血管过度充盈扩张并破裂出血。临床表现为面、颈、上胸部皮肤出现针尖大小的蓝紫色瘀斑,以面部及眼眶部位最明显,以及口腔、球结膜、鼻腔黏膜瘀斑,甚至出血。可出现临时性或永久性视力障碍,鼓膜破裂可致外耳道出血,甚至听力障碍。伤后患者多数有暂时性意识障碍、烦躁不安、头晕,甚至四肢痉挛,若颅内静脉破裂,患者可发生昏迷或死亡。

对于创伤性窒息所致出血点或者瘀斑,一般无须处理,2～3周后可自行吸收。患者总体预后取决于承受压力大小、持续时间和有无合并症。少数患者在压力移除后可发生心搏、呼吸停止,因此应做好心肺复苏的准备。对于合并症应该对症积极处理。

(唐 华)

—— 专家简介 ——

唐 华

唐华,海军军医大学附属长征医院胸外科副教授,副主任医师,硕士生导师。中国医师协会胸外科医师分会青年委员,中国医疗保健国际交流促进会胸外科分会委员,《中国外科年鉴·胸外科》编委,上海高分子耗材产业联盟委员。擅长胸外科各种胸部疾病的诊治,尤其是微创技术在胸外科的应用。

42. 为什么生活中气管被割断了会死

因为用刀子割断气管后会伴发周围大血管的破裂,如颈内静脉和颈内动脉,血液流入气管,由窒息导致死亡。

临床除了这种情况以外,有一类患者为创伤性气管或者支气管损伤,穿透性创伤、锐器伤和钝性创伤均可以造成气管、支气管损伤,穿透性气管损伤伤口一般在颈部。气管位于胸腔中央,易遭受枪击或其他原因引起的穿透伤,各种钝性创伤也均可以损伤气管。在颈部一个较有力的外界打击就足以引起气管的损伤,甚至造成严重后果。胸部闭合性创伤可引起胸内气管的损伤,一般发生率较低,90％的撕裂口在距隆突2.5厘米以内。

胸部创伤后的支气管断裂在临床上主要表现为呼吸困难、颈部皮下或纵隔气肿、气胸或张力性气胸、血气胸、发绀。上述临床症状取决于撕裂的位置、大小、支气管血管是否撕裂和纵隔胸膜是否完整。支气管断裂又可分为部分性断裂和完全性断裂两类,断裂近端可与胸膜腔相通或不与胸膜腔相通。支气管断裂时部分肺的通气功能丧失,造成较大的血液分流,故呼吸困难和发绀在两类支气管断裂均会出现。

严重胸部钝性创伤的患者来急诊时即有严重呼吸困难和发绀,查体发现张力性气胸、气胸纵隔气肿和下颈部气肿有重要意义,最可靠的诊断气管破裂的方法是纤维支气管镜检查。所有临床上怀疑有气管损伤的患者如情况允许,均应立即行纤维支气管镜检查来明确诊断,以防延误诊断,造成死亡或并发其他问题。

此类患者一旦确诊,往往需要急诊手术。

（唐　华）

43. 遇到爆炸后一般会产生什么胸外伤，如何避免

爆炸在日常生活中较少遇见,主要见于工厂的粉尘爆炸、炼油厂爆炸和鞭炮厂爆炸等。爆炸的损伤主要是冲击波损伤,根据伤者与爆炸点的距离,伤情不同。爆炸后,一般来说伤者的伤情比较重,复合伤较多,因此死亡率较高。

爆炸所造成的损伤称为爆震性损伤,爆震性损伤分为四类。

初级爆震性损伤：冲击波。

二级爆震性损伤：飞行碎片击中受害者。

三级爆震性损伤：受害者被撞向静止的固体物或被挤压。

混合爆震性损伤：烧伤、吸入伤、挤压伤。

在爆震性损伤中,二级爆震性损伤是最常见的致死原因,但是伤者所受到的多为混合爆震性损伤。初级爆震性损伤常损伤含气器官,比如耳朵、呼吸道和消化道。因此胸外科最常见的就是食管、气管破裂和肺爆震伤。大多数肺爆震性损伤会导致立即死亡,死因为严重肺挫伤,而后期死亡也多是由于进行性肺功能不良。

因此,当得知爆炸物即将爆炸时,应该采取卧倒姿势,正确的卧倒姿势应该具备如下要点。

（1）立即就地卧倒,应背朝爆炸物方向卧倒。

（2）卧倒时胸部、头部不要贴在地面上,因为爆炸时强烈的冲击波会使地面发生强烈的震动,从而严重损害心脏,留下内伤,甚至使人立刻丧命。正确的做法是用肘部接触地面,双手抱头,保持头胸部到地面有一个小小的空隙。

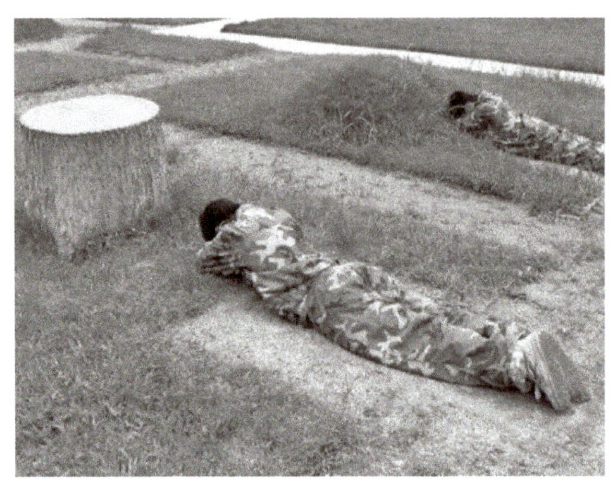

▲ 正确的卧倒姿势

（3）双手抱头时，要左手在上、右手在下，让左手护着右手。因为一般人的右手作用大，尽量不要伤了右手（左撇子可能正相反）。

（4）双手抱头时，要闭眼、张口，顺带用肘部夹压住耳朵，使耳膜所受的伤害最小。

（唐　华）

44. 胸外伤后，肠子怎么会跑到胸腔去

这种情况在临床上称为创伤性膈疝。简单而言，人体的胸腔和腹腔由类似帆布的膈肌分开。所谓创伤性膈疝就是遭到暴力之后，膈肌发生了破裂，继而腹腔脏器比如结肠、肝脏、胃等进入胸腔。

引起膈肌破裂的原因是多种多样的，通常分为直接损伤和间接损伤两大类。直接损伤包括锐器伤、枪弹伤及医源性损伤等，间接损伤包括车祸、坠落、挤压伤及爆震伤等。

创伤性膈疝多伴有其他部位或脏器的多发性、复合性损伤，伤情复杂，临床症状和体征因膈肌裂口的大小、疝入胸腔脏器的种类和多少、疝入胃肠道是否梗阻、胸内压力上升的情况以及是否合并胸腔脏器损伤而轻重不一。

患者常表现为呼吸困难、发绀、低氧血症，患侧呼吸音降低或消失，胸部可闻及肠鸣音。腹部表现为腹痛、呕吐、停止排气和排便，如果疝入的是肝脏，则不一定有腹部症状。

　　由于创伤性膈肌破裂、膈疝形成一般均不能自愈，随时有大量腹部脏器疝入胸腔并危及生命的危险。故一旦诊断明确，无论破裂口大小，均应手术修补。但急性期患者多数伴有其他器官的损伤，膈肌破裂、膈疝形成仅是严重胸腹部损伤的一个方面。此时就要从整体出发，依据全身病情和轻重缓急，制订出合理、有效的治疗方案。

（唐　华）

45. 心脏被刺了一刀，还有希望救活吗

　　这是胸部最严重的外伤，死亡率高达 95％。心脏破裂多由锐器、子弹、弹片等穿透胸壁伤及心脏所致，少数则由暴力撞击前胸引起。以右心室破裂最常见，其次为左心室和右心房，左心房、心包内大血管破裂则少见。伤者休克，诉胸痛，呼吸急促，心率快，心音弱，脉率快，血压低。

　　此类患者往往在事发现场就已经死亡，若伤者未死亡，前胸部有刺入物，切记不可以拔出，应立刻送往医院，一旦拔出刺入物，有可能引起大出血死亡。

（唐　华）

46. 骑车摔倒撞到腹部怎么办

　　骑自行车或电动车摔倒时经常发生车把手撞到腹部而引起腹痛，开车发生车祸时方向盘撞击上腹部也会引起腹痛，一旦发生上述情况需立刻到医院外科急诊就诊。腹腔内器官众多，可以分为实质脏器和空腔脏器，前者有肝脏、脾、胰腺及肾脏等，后者有胃、十二指肠、小肠、结肠、胆囊及膀胱等。实质脏器受损主要表现为出血及失血性休克，空腔脏器受损主要表现为急性腹膜炎及感染性休克。腹部脏器受损的种类及严重程度主要取决于外力作用的部位、大小及车辆的速度，其他影响因素包括受伤时是否饱腹，有无肝硬化、脾肿大病史，有无腹部手术史等。腹痛的剧烈程度与腹腔内脏器受损的严重程度不一定成正比，一般空腔脏器受损后因为消化液刺激腹膜会引发剧烈的腹痛，实质脏器受损引起的出血对腹膜的刺激较小，腹痛程度较轻，但是大量腹腔内出血如果延误诊治会导致休克、死亡等严重后果。所以一旦发生上述情况要及时急诊就诊。

　　急诊外科医生会检查患者生命体征是否平稳，腹部有无明显压痛、反跳痛及肌卫等腹膜炎体征，查血尿常规了解有无贫血、尿路损伤，行彩超或 CT 检查明

确肝、脾、胰腺、肾脏等实质脏器有无破裂,腹盆腔内有无积血、积液。必要时行腹腔穿刺了解腹腔内积液的性质,有助于明确诊断。

经过上述检查一般能确诊或排除腹腔内脏器损伤。如果有明确的肝、脾破裂出血,需急诊行肝破裂修补术或脾切除术。如有胰腺断裂或胃肠破裂穿孔情况,需急诊剖腹探查,根据探查情况做相应处理。如有肝脾包膜下血肿情况,需密切观察病情,以防迟发性破裂出血发生。

(盛卫忠)

47. 肾脏外伤之后是不是都要马上开刀

肾脏实质脆弱,当暴力超过其抗拉强度时,就会引起肾损伤,如车祸、高空坠落、物体直接撞击引起的闭合性损伤,刀伤、枪弹、爆炸引起的开放性损伤以及其他医源性损伤,以闭合性损伤最为常见。

临床上主要表现为血尿、疼痛、腰部肿块和瘀斑,严重时休克,有的患者会有发热,但要注意的是,血尿颜色深浅与肾脏损伤的严重程度不成正比,千万不要认为没有血尿,肾损伤就不严重。

轻度肾损伤包括浅表撕裂伤、小的包膜下血肿、肾挫伤,不产生肾脏之外的血肿,没有尿外渗。重度肾损伤包括肾实质深度裂伤、肾血管蒂损伤、肾粉碎伤等。评估伤情严重程度首选增强 CT 检查,可以显示肾裂伤深度、尿外渗和血肿范围以及是否合并腹部其他器官损伤。

肾脏损伤的紧急处理是纠正休克和尽快评估伤情。绝大多数肾损伤都可以通过保守治疗治愈,例如肾挫伤、局限的肾包膜下或腹膜后血肿和未深达集尿系统的裂伤等,患者要绝对卧床 2～4 周,进行抗感染、止血、镇痛治疗,保持水电解质平衡,动态监测出血变化,恢复后 2～3 个月内不宜参加体力劳动。对于开放性肾损伤、难以控制的出血、肾粉碎伤、肾蒂伤、贯穿集尿系统的裂伤以及合并腹腔脏器的损伤,应考虑手术探查。当然目前随着介入技术的发展,对于某些严重的肾裂伤,有通过微创的选择性动脉栓塞技术成功处理的报道,这样可以避免开放手术,患者恢复较快。

(薄隽杰)

—— 专家简介 ——

薄隽杰

薄隽杰,主任医师,教授,博士生导师,上海交通大学医学院附属仁济医院泌尿外科行政副主任。中国光学学会激光医学专业委员会委员、中华医学会激光医学分会青年委员、外科与妇产科专业学组成员、上海市医学会激光医学专科分会委员兼秘书、泌尿学组组长。擅长膀胱肿瘤的诊治，包括早期膀胱癌的激光治疗、进展性膀胱癌的外科手术、输尿管镜技术和经皮肾镜技术。

48. 尿憋得膀胱破了，会有这种情况吗

膀胱位于骨盆深处，受到骨盆和周围肌肉筋膜的保护，除骨盆骨折之外，一般膀胱不易受到损伤。但当膀胱充盈伸展超出耻骨联合至下腹部时，就容易遭受损伤，也就是老百姓说的尿憋急了的时候，若下腹部遭到拳击、踢伤或猛烈碰撞，膀胱就极易发生破裂。

膀胱破裂在临床上表现为排尿困难，患者有尿意却不能排尿，或仅排出少量血尿，同时伴有腹痛、局部肿胀和皮肤瘀斑，伴有骨盆骨折时可能会因大出血而导致休克。

如果尿急时受到外伤，出现上述症状，应立即至医院就诊。这种情况下应该马上行 CT 检查，以发现膀胱周围血肿和确定造影剂外渗范围。同时应留置导尿管，导尿管插入膀胱后，如引流出 300 毫升以上清亮尿液，基本上可以排除膀胱破裂。如顺利插入膀胱但不能导出尿液或仅有少量血尿，则膀胱破裂可能性大；这时经导尿管注入灭菌生理盐水再抽出，如果进出量差异大，也提示膀胱破裂；还可以通过导尿管注入造影剂行膀胱造影，这是诊断膀胱破裂最可靠的方法。

膀胱破裂合并骨折或多发伤时，应马上纠正休克，并尽早应用抗生素预防感染。如果膀胱破裂导致尿液进入腹腔，必须手术探查修复膀胱和腹膜；如果膀胱破裂发生在腹膜外，也就是渗出尿液局限在盆腔内膀胱周围，可以保守处理，但必须留置导尿管保证膀胱空虚，如果有盆腔积液和脓肿应及时引流。

（薄隽杰）

49. 性生活时用力过猛，阴茎会受伤吗

阴茎由两个阴茎海绵体和一个尿道海绵体构成。每个海绵体的外面包有一层坚厚的纤维膜，叫做白膜，其正常厚度约 2 毫米，当阴茎勃起时，海绵体内的血窦充血增加，白膜变薄为 0.2～0.25 毫米，处于高度紧张状态。如果受到强烈的

外力作用,有意识或无意识地使阴茎弯曲,可能会导致阴茎海绵体外的白膜破裂,阴茎随即疲软。同时,还可伴有剧烈疼痛、阴茎肿胀、皮下瘀血青紫并偏向受伤的一侧,这就是阴茎白膜破裂。

在性生活过程中,如果动作过于粗暴、用力过猛或是角度偏差,都可能让勃起的阴茎折断。在阴茎勃起的时候,如果突然受到外力的作用,比如洗澡时,在阴茎勃起的情况下不小心滑倒碰撞到地板上,也会发生阴茎折断。以奇怪的方式手淫时,为了寻求更强的刺激,用手弯曲阴茎,也可能会让勃起的阴茎折断。

一旦出现上述情况,一定要立即中断性行为,以避免阴茎受到进一步损伤。立即用绷带或干净毛巾带简单包扎,稍用力握住以加压止血,这样可以减少出血,减轻阴茎肿胀。随后,及时就医,6 小时以内治疗效果最佳。当诊断明确后,泌尿外科医生将为折断的阴茎进行白膜修补术,术后患者的性功能也可恢复正常。

（薄隽杰）

骨｜盆｜及｜四｜肢｜创｜伤

50. 骨盆骨折后，为什么先打骨牵引，1 周左右才能手术

骨盆骨折是一种遭受严重暴力的(医学上称为高能量损伤)骨折，例如交通事故、工地上的高处坠落是最常见的病因，约占全部骨骼损伤的 3%。

因此，医生首先要判断患者有无威胁生命的出血、胸部和颅脑损伤。有些患者入院时病情还算稳定，并不意味着肯定没有合并内脏损伤，病情往往会在入院后在几小时，甚至几天内发生剧变。如，合并有脾脏的包膜下出血，如果过早进行手术刺激，可能引起大出血，危及生命。需要经过一段时间的观察，必要时再行相关的检查，如 CT、B 超等，确定内脏无严重损伤后再手术才是安全的。

第二，骨盆区的血液供应丰富，骨折后会有大量的内出血，如果累及腹腔和盆腔的较大血管则更危险。除了有内脏损伤或大出血需手术止血外，急诊的骨盆切开复位手术，出血有时不可控制，严重者有生命危险。

第三，除了上述原因，骨盆区切开复位内固定的手术花费时间有时长达数小时，对患者是否能耐受手术是一个考验。医生要有充裕的时间对患者进行全身检查，确定是否有影响手术安全的疾病，如心脏病、肾功能不全和严重的糖尿病等。如果伴有其他骨折，视骨折部位，可分次手术，减少了一次性多部位过长时间的手术对患者的打击。

第四，等待手术期间，骨牵引也会减少患者疼痛，放松肌肉和帮助骨折初步复位，对减少术中操作的麻烦是有益的。所以，患者进行了骨牵引，加上骨盆骨折愈合至少需要 1 个月以上的时间，伤后 1 周左右手术，并不会影响骨盆骨折的治疗。

特｜别｜提｜醒

骨盆骨折经常会伴有其他部位的骨折和内脏损伤，另外，骨盆区本身血液供应丰富加上患者的全身情况不明，过早的手术只会增加手术的风险。

（孙玉强）

孙玉强

孙玉强，主任医师，上海交通大学附属第六人民医院创伤骨科副主任。中华医学会创伤学分会委员，中华医学会骨科学分会创伤骨科学组委员，上海市医学会创伤专科分会候任主任委员，上海市医学会骨科专科分会创伤学组副组长，《中华创伤骨科杂志》编委，《中华骨科杂志》审稿专家。擅长四肢骨折和脱位、复合型髋臼骨折等手术治疗。

51. 发生严重创伤，在急救人员来之前可以采取哪些急救措施

在发生事故的现场，应立即拨打"120"求救。在急救人员到达现场之前，排除可以继续给伤者造成伤害的原因和搬运伤者时的障碍物，使伤者迅速脱离危险环境，以避免再度损害或继发性损害。检查并清除伤者口鼻腔异物，保持呼吸道通畅，保证充足的氧气供应，心跳、呼吸停止的患者，应及时进行心肺复苏。对于出现严重创伤的患者，出血是非常常见的，现场急救时的止血包扎十分重要。现场急救时可将毛巾、衣物撕成布条代替绷带。将布带缠绕肢体一圈后打结，圈内插入一小木棍绞紧，边绞边看出血情况，动脉出血刚刚止住即为松紧适度，然后将小木棍用布条固定。上止血带前，应先将伤肢抬高，促使其中静脉血液流回体内，从而减少血液丢失，止血带的位置应在有效止血的前提下，尽量靠近出血部位，四肢放置止血带的部位上肢为上臂中上 1/3 处，下肢为大腿的中上 1/3 处，伤口应立即用干净的衣物、手帕等加压包扎止血，有骨折的用木板或硬物固定。如果没有止血带，对于小的伤口，可以直接用毛巾等盖住伤口并加以包扎。总之，最大限度地减少血液丢失，是现场急救的关键。

（吴剑宏）

吴剑宏

吴剑宏，博士，博士后，上海交通大学附属第一人民医院创伤骨科副主任医师，上海市医学会物理医学与康复学专科分会青年委员。擅长四肢骨折，骨不连，脊柱及关节周围骨折，老年骨质疏松性骨折，肩、膝关节周围疾病的治疗。

52. 为什么伴随骨盆骨折的复合性创伤患者需要造瘘和输血

复合性创伤通常伴有多处骨折，不同部位的骨折，其出血量不同。骨盆主要为松质骨，盆壁肌肉多，邻近又有许多动脉丛和静脉丛，血液供应丰富，盆腔与后腹膜的间隙又是由疏松结缔组织构成，有巨大空隙可容纳出血，因此骨折后可引起广泛出血，其出血量可达 500～5 000 毫升。正常人一次性失血量低于 500 毫升者，可通过机体自身组织间液向血循环的转移而得到代偿。但当一次性失血量超过 1 000 毫升时，患者便会出现神志淡漠、皮肤苍白、尿少脉快、血压下降等失血性休克征象，危及生命。因此伴随骨盆骨折的复合性创伤患者需要输血以改善失血性休克。

膀胱、尿道及直肠邻近骨盆，骨盆骨折多因强大暴力所致，往往合并膀胱、尿道及直肠的损伤。如不及时治疗，会导致尿液、粪便无法正常排出，滞留体内，导致严重的感染。膀胱破裂后进行修补的同时需做耻骨上膀胱造瘘术。对于尿道断裂，宜先放置导尿管，防止尿外渗及感染，并留置导尿管直至尿道愈合。若导尿管插入有困难，就需行耻骨上膀胱造瘘术。直肠损伤后，应进行剖腹探查，做结肠造瘘术，使粪便暂时改道。因此，膀胱、尿道及直肠的损伤，都可能需要紧急行造瘘手术。

（王秋根）

—— 专家简介 ——

王秋根

王秋根，主任医师，上海交通大学附属第一人民医院创伤中心主任，博士生导师。中华医学会创伤学分会常务委员，中华医学会骨科学分会创伤骨科学组委员，上海市医学会创伤专科分会前任主任委员。擅长多发伤、严重骨盆骨折、近关节周围骨折、骨不连、骨髓炎等的诊治。

53. 影响多发性骨折患者接骨手术后关节功能恢复的因素有哪些

全身多发性骨折的患者，因为受伤严重，可能存在危及生命的风险，一般需要等病情平稳后再进行骨科手术治疗。因此，终期手术治疗一般较晚，对关节功能恢复有一定影响，其中主要的影响因素有以下几点。

（1）要看患者受伤前各关节功能情况及患者身体状况，如患者是否高龄、有无基础疾病、有无骨质疏松等都影响术后关节功能的恢复。类风湿性关节炎患者，若受伤前已存在关节畸形、疼痛、活动功能差，那么术后关节功能恢复较正常人差。还有老年患者，基础疾病多见，又大多存在骨质疏松，术后身体康复慢，关节功能恢复一般也差。

（2）骨折的损伤程度及骨折部位对术后关节恢复影响较大。骨折损伤越严重，关节恢复越差。关节内骨折较关节外骨折恢复差，如胫骨平台骨折，骨折后关节软骨受损，关节面塌陷，术后关节功能的恢复较单纯胫骨干骨折要差。

（3）骨折复位情况及内固定物的坚固程度对术后关节功能的恢复有较大影响。良好的复位及强度大的内固定，有利于患者早期功能康复锻炼，对关节功能的恢复有利。

（4）患者手术后的依从性对关节功能恢复的影响较大。术后应鼓励患者尽可能早地进行功能锻炼，包括主动和被动锻炼、部分负重和完全负重锻炼，可防止关节囊粘连、关节周围软组织纤维化和挛缩、骨质疏松等并发症。还可增加局部血液循环，促进肿胀消退，加速骨折的愈合及周围受伤组织的愈合。

总之，通过对骨折的良好复位及内固定手术后，积极鼓励患者做关节的早期主动和被动活动有助于关节功能的恢复和防止术后各种并发症。

（施德源）

—— 专家简介 ——

施德源

施德源，副主任医师，复旦大学附属中山医院创伤骨科主任。上海市医师协会骨科医师分会创伤学组委员，上海市中西医结合学会骨伤科专业委员会创伤学组副组长。主要从事四肢创伤及骨质疏松症方面的治疗及研究工作。

54. 多发性骨折后会有什么后遗症

两个或两个以上部位发生骨折，称多发性骨折。该类患者一般损伤暴力大，有时会合并其他内脏损伤，伤情严重者可发生休克甚至死亡，所以治疗难度大，有时难免顾此失彼，容易产生并发症。常见的后遗并发症有骨骼、肌肉及神经损伤后遗症、局部关节功能障碍、创伤后压力症及一些心理阴影等。如果畸形愈合，骨折畸形愈合影响功能，尺桡骨骨折畸形愈合会影响前臂旋转功能；胫腓骨骨折成角或旋转畸形愈合会造成膝或踝关节应力不均衡分布，产生创伤性关节炎。骨折延迟愈合和不愈合，多需再次手术，或配合植骨。骨缺损、骨髓炎合并流脓窦道，常有骨外露，处理棘手，医生常采用骨延长技术处理，同时植皮或者皮瓣手术，完成创面覆盖。股骨头坏死，已经有塌陷变形趋势、反复疼痛影响功能者宜给予人工关节置换手术。脊柱骨折损伤脊髓者会出现截瘫，患者应在医生指导下进行护理和康复训练，勿期望再次手术或轻信所谓促进已经损伤的神经组织再生的脊髓神经组织移植或生物治疗手术，后者虽然被证明能促进神经再生，但仍处于动物实验阶段。严重多发骨折患者都会经历一定的压力，这些压力一般持续数天到数周，可能影响患者的情绪、认知能力、机体状态、人际交往等，即所谓创伤后应激障碍，需要专业的心理治疗并辅助一定的药物。

（唐　坚）

—— 专家简介 ——

唐　坚

　　唐坚，上海交通大学附属第九人民医院骨科主任医师，副教授。擅长复杂骨折、关节内骨折、骨不连、小儿骨科疾病、青少年脊柱畸形等的诊治，在严重骨盆、髋臼骨折，骨不连伴大段骨缺损，小儿关节疾病，青少年脊柱畸形和其他各类创伤的治疗方面经验丰富。

55. 脊柱外伤后如何正确搬运患者

　　救护人员首先应安抚伤者，让其尽量放松、平躺。轻柔地将伤者两下肢伸直、靠拢，两手相握置于腹部前方，将无弹性担架或木板放在伤者一侧。三名救护人员站立于伤者同侧，蹲或跪于地上，将双手放置于伤者身体下方，其中一人双手放于肩部及腰部，一人双手放于腰部及臀部，一人双手放于腿部。若怀疑为颈椎损伤，一人应轻轻牵引伤者头部，保持与躯干长轴一致，另外两人分别抬起伤者的肩部、上腰部、下腰部和臀部。将伤者整体托起，保持伤者仰卧状态，水平放至担架，再将手从伤者身下抽出。若只有两名救护人员，最好采用拖拉的方式将伤者平移至担架上。如怀疑颈椎有损伤，一人如前述轻轻牵引伤者头部保持与躯干长轴一致，另一人握住伤者肩胸部和裤腰部衣物，整个过程应保持脊柱成一直线，动作要轻、稳、准、快，并协调一致。移至担架后，有条件的用固定带将伤者固定于担架上，胸、腹、大腿各一条。固定带不宜过紧以免影响呼吸和腿部血运。怀疑有颈椎损伤时，可将衣物折成团状置于头颈部两侧，防止头部转动加重伤害。在搬运过程中要平抬、平放，避免伤者身体扭曲、转动或下肢过度活动、摇摆。转运途中应保持担架、车辆平稳，以防颠簸加重损伤。密切观察伤者全身状况，尤其是呼吸情况。

（陆 骅 宋 佳）

—— 专家简介 ——

陆　骅

陆骅，主任医师，硕士生导师，上海交通大学医学院附属新华医院骨科副主任，崇明中心医院骨科主任。中华医药教育协会骨科专科委员会委员，中国医疗保健国际交流促进会骨科分会委员，上海市医学会创伤专科分会常务委员、秘书，上海市康复医学会骨科专业委员会委员，上海市医学会骨科专科分会创伤学组委员。擅长骨关节创伤（骨盆、髋臼骨折，严重复杂关节内骨折）的治疗，对治疗上肢疾病（肩周炎、肩袖损伤、肩肘关节炎等）、骨骼运动系统各种畸形和疑难杂症有丰富的临床经验。

56. 事故现场如何正确判断伤者脊柱是否损伤

首先应简要询问受伤过程（常见的如重物砸压头或肩部、高处坠落、车辆撞击等）和疼痛的大致位置。如出现颈、胸背、腰部疼痛，应视为存在脊柱损伤。当伤者存在一侧或两侧肢体麻木、无力时，可进行简单的肢体检查。当皮肤温度、颜色（特别是指腹、趾腹、甲床）与对侧相近、未呈现苍白或暗紫色，肢体没有畸形和疼痛，而皮肤感觉减退、消失，伤者无法自己活动关节时，应高度怀疑脊柱损伤并伤及脊髓神经。如伤者神志不清无法回答，根据周边人员提供的信息及现场状况，应将伤者视为存在脊柱损伤。

（陆 骅 宋 佳）

57. 脊柱外伤后如何正确翻身

不恰当的翻身可造成脊柱扭曲，不但会加剧疼痛，更可能进一步加重脊柱脊髓损伤,因此通常不允许伤者自行翻身。然而长时间平躺,对于瘫痪患者或老年患者而言,又极易引起压疮和肺部感染,而翻身是预防压疮和肺部感染发生行之有效的方法之一。因此,患者应在他人协助下遵循原则进行翻身:尽可能保持脊柱平直,避免扭曲。

翻身前应做好相应准备,如将翻身侧的床面弄平整、将维持体位的靠枕放在伸手可及的位置等;床垫不能太硬(木板床),过硬可造成骨突起部位的压疮,而太软则不易保持翻身后的躯体稳定。以左侧翻身为例,具体方法为:第一协助人立或跪于患者左侧,一手伸于患者肩下,另一手伸于患者骨盆下。第二协助人(如有则最好)一手伸于患者胸背下,另一手伸于患者腰下。嘱患者右腿屈膝、脚踩床面。三人同时使力,保持脊柱平直向左侧翻转。翻转到位后嘱患者半屈曲髋膝关节,维持侧卧位稳定。协助人取枕垫或翻身垫抵住患者腰背部。翻身应定时进行,白天每2~3小时翻身一次。夜晚可适当延长间隔时间,以保证患者睡眠。至于翻身角度,一般来说,90°(完全侧卧)时患者躯体最能保持稳定,但因一侧肢体受压而难以坚持长久。据观察,翻转30°~60°时患者最感舒适,同时又避免了局部皮肤长期受压。开始可先翻至30°,然后逐渐增大翻身角度至60°,让患者逐渐适应。

(陆 骅 宋 佳)

58. 脊柱外伤后如何自救

受伤后,应努力控制自己的恐惧、紧张情绪,冷静、理性是自救的基础。首先要做的是对自己的伤情做初步评估:自己躯干目前处于什么状态(在平地上平躺或者扭曲或者半坐位上半身前屈等)? 具体哪一个部位感到疼痛,疼痛程度怎样,是否能感觉到四肢的存在并活动四肢? 脊柱部位的疼痛往往意味着损伤,疼痛越剧烈,损伤越严重。除非存在其他危险,否则不要急着改变目前的躯体位置。手边有电话时先拨打"120"急救电话。如果周边有人,可请求旁人帮助,扶住自己的头部和肩部慢慢地让自己仰面平躺,等待急救人员到来。如果四肢不听使唤,常提示颈椎有较为严重的损伤,可让别人用衣服等帮助阻止头部转动和前后活动。如果是下肢不听使唤,则意味着胸椎或腰椎可能出了问题,在别人帮助下或单纯靠自己双手支撑,缓慢让自己仰面平躺,这样通常可避免持续压迫脊髓神经。救援人员赶到时应提醒他们,自己可能有脊柱脊髓损伤,搬运时要注意。

(陆 骅 宋 佳)

59. 外伤后临时颈围固定是否有必要

伤后正确的搬运和固定可以有效地保护脊柱损伤患者的神经功能,避免神经损伤的进一步恶化。因此,当明确有颈椎和(或)颈脊髓损伤时,颈围固定是必需的。如果无法明确是否有颈椎或脊髓损伤,则要视具体情况而定。当伤者神志清晰,颈部无任何不适,且四肢活动和受伤前一样,也无小便失禁等情况时,颈围并无必要。但只要存在上述情况之一,为安全起见,建议采取颈围固定。当伤者处于意识模糊或丧失状态时,颈围固定绝对是有必要的。通常在事故现场,情况比较混乱、紧急,救援人员往往没有时间对伤者的某一情况进行专业、仔细的鉴别,这时的原则应是"宁可错杀一千,不可放过一个",颈围固定可谓是有"大利而无大害"。当然我们也要考虑颈围的一些不良作用,如可能增高颅内压和脑脊液压力、可能改变吞咽功能而增加误吸的可能性等。但这些不良作用与其所能获得的效果相比,是微不足道的。只要尽快明确颈部损伤是否存在并尽早治疗,便能及早解除颈围固定。

(陆 骅 宋 佳)

60. 老年人摔倒引起的腰痛是否需要重视

老年人摔倒后出现了腰部不适、疼痛等情况,是需要重视的。因为,这些症状可能是由腰部肌肉、韧带等软组织损伤引起的,更有可能是由摔倒后脊柱椎体骨质疏松性骨折造成的。

研究显示,骨质疏松性骨折最早的发生部位就是椎体,最常见于胸腰椎的过渡节段;而随着年龄的增长,骨质疏松性椎体压缩性骨折的发生率也逐渐增高。对于高龄老人,即使是那些十分轻微的外力,如弯腰捡重物、坐位时动作稍猛、咳嗽用力以及打个喷嚏等情况,都可能造成腰背部的疼痛,更何况是摔倒外伤。因此老年人外伤后出现腰痛应该及时去医院就诊,进行相关检查。有时初步的 X 线片或 CT 影像仅发现椎体形状的楔形改变,并不能确定是否存在新鲜的骨质疏松性椎体压缩性骨折。此时可进一步通过 MRI 检查,明确是否为新鲜骨折,其准确率高达 99%。在明确诊断之后,根据患者的要求选择保守治疗或微创手术治疗。目前常用的微创椎体穿刺成形术和微创椎体穿刺后凸成形术均能够使患者快速康复,避免长期卧床带来的不良影响。

(陈子贤)

—— 专家简介 ——

陈子贤

陈子贤，博士，复旦大学附属中山医院骨科副主任医师。上海市医学会创伤专科分会委员，上海市中西医结合学会微创骨科专业委员会委员兼创伤学组副组长，国际矫形与创伤外科学会中国学会上海分会委员，国际AO骨科创伤学会会员。主要从事脊柱外科和创伤骨科的临床工作。

61. 为什么高速行驶的汽车急刹车后有些乘客出现了瘫痪

因为急刹车导致这些乘客出现了颈椎挥鞭样损伤。由后方或侧方撞击导致颈部加速、减速运动，造成骨和软组织的损伤，称为挥鞭样损伤。多见于高速行驶车辆因突然刹车，或撞击到相对静止的车辆尾部使其突然减速，车上的乘客因惯性作用，头部在很短的时间内向前和向后剧烈晃动，使颈椎和颈髓发生损伤。颈椎活动度以 4～5 节段和 5～6 节段最大，而 1～3 节段和 6～7 节段的活动度较小。可以做这样一个比喻，将颈 6～7 节段比作鞭柄，而活动度相对较大上颈椎比作鞭条，其上还连着重量和体积更大的头颅，因此在颈 5～6 节段、颈 1～2 节段以及寰枕关节水平是挥鞭样损伤的常见部位。在受到外力冲击时，颈椎管内的颈髓受到挤压而受伤。

颈痛和头痛是挥鞭样损伤最常见的两种症状；也可出现背痛、上肢放射痛以及感觉运动功能障碍(瘫痪)等表现；在一些患者中可出现记忆、思维能力下降；也可能表现为吞咽困难、头晕、视力障碍、颅神经损伤、自主神经系统损害、颞下颌关节功能障碍以及斜颈、前胸痛等。伤情的轻重程度与甩动的惯性大小密切相关，严重者可以出现四肢瘫痪。也与这些患者本身颈椎存在颈椎间盘突出、颈椎椎管狭窄、后纵韧带骨化等病理基础相关，这些病变都可以造成椎管内的脊髓受压，使脊髓处于长期压迫状态，轻度外伤就可以造成脊髓损伤出血、水肿，进而造成瘫痪。目前认为对于这些颈椎挥鞭样损伤伴四肢瘫的患者，应早期进行手术减压、固定和融合手术。

（陈子贤）

62. 脊柱骨折有哪些临床表现

脊柱也就是俗称的"脊梁骨"，它参与构成胸廓、骨盆，承载着体重，保护着脊髓、胸腹腔脏器等。脊柱的骨折脱位是骨科临床常见的损伤，发病率虽然不高，但是影响极大，可以并发脊髓或马尾神经的损伤，特别是颈椎的骨折脱位合并脊髓损伤的患者，可能严重残疾甚至危及生命。脊柱骨折脱位常见于男性青壮年，多由间接暴力引起，比如高处跌落时臀或足部着地、冲击性外力向上传至胸腰段发生骨折；少数由直接外力引起，如房子倒塌压伤、汽车压撞伤或火器伤等。

常见的临床表现包括：①脊柱局部疼痛、压痛和叩击痛，活动受限，脊椎两侧椎旁肌紧张。②局部后突或成角畸形，棘突偏歪。③可见皮下淤血。④可有不全或完全性瘫痪的表现，如感觉、运动功能丧失、大小便障碍等。不同脊柱节段的骨折脱位有其特征性的表现。

一旦出现脊柱外伤，需要尽快就医，根据相关的外伤病史、临床表现和合理的辅助检查，来明确诊断。辅助检查包括 X 线片、CT 平扫及影像重建、MRI 检查等。

（陈子贤）

63. 脊髓损伤有哪些临床表现

脊髓损伤是脊柱骨折的严重并发症，由于椎体的移位或碎骨片突出于椎管内，使脊髓或马尾神经产生不同程度的损伤。交通事故是导致脊髓损伤的首要原因，其次是高处坠落、砸伤和挤压伤等。青年人是脊髓损伤的高发人群，其中 21～30 岁年龄段占所有伤者的 23.6%，男性伤者人数较女性更高，这与青年人和男性从事危险性活动较多有关。

脊髓损伤的主要表现为四肢瘫或截瘫。四肢瘫即颈段脊髓受损而造成的上肢、躯干、下肢及盆腔器官神经功能障碍。截瘫指胸腰段损伤使下肢的感觉与运动产生障碍。

脊髓损伤经常存在其他脏器的合并损伤。颈脊髓损伤可合并颅脑挫裂伤，胸腰段脊柱脊髓损伤有时可合并肋骨骨折、血气胸等胸部损伤表现。

（陈子贤）

64. 脊柱骨折后都需要手术治疗吗

并不是所有的脊柱骨折都需要手术治疗。

关于胸腰椎骨折或脱位，首先，对于那些单纯椎体压缩性骨折，且压缩高度不到椎体 1/5 的患者可以进行保守治疗；其次，年老体弱、存在许多内科疾病的患者，手术的风险远远高于所能获得的收益，不宜进行手术治疗。另外，还有一些患者，虽然是爆裂性骨折，但是没有神经压迫症状，CT 检查也未发现椎管内游离骨片，也可仅使用保守治疗。

对于稳定的颈椎骨折，压缩或移位比较轻，可以用额枕带复位后，使用头颈胸石膏固定 3 个月。当然，如何判断是不是稳定骨折，就交给专业的骨科医生吧。另外，轻型颈椎过伸伤患者，也可以先行保守治疗 1～2 周，观察疗效，若未恢复，还是需要进行手术干预的。

存在以下情况时，必须进行手术干预。①开放性脊柱损伤，并且创口内存在异物。②椎体爆裂性骨折或骨折脱位，摄片明确显示有骨折碎片或椎间盘内容物侵入椎管。③脊柱中、后柱损伤，有椎板、椎弓根或关节突骨折碎片进入椎管。④颈椎骨折脱位关节突绞索，经颅骨牵引不能复位。⑤脊柱稳定性受到严重破坏。⑥脊髓损伤，截瘫平面进行性上升、症状加重的患者，考虑椎管内活动性出血。

（陈子贤）

65. 已经瘫痪的脊髓损伤患者还有必要手术吗

患者因为脊髓损伤发生了瘫痪，但是依然存在脊髓的压迫和脊柱的不稳定，因此需要进行手术，手术的目的就是解除脊髓的压迫和恢复脊柱的稳定性，为以后的治疗和复健提供一个良好的基础。目前，国内外均已开发出适合脊髓损伤患者(主要是截瘫患者)的下肢外骨骼支具(机器人)，而使用这些装置需要患者具有充分的脊柱稳定性，所以脊柱的固定手术还是必需的。

存在以下情况时，建议进行手术干预。①脊椎骨折脱位有关节突绞索者。②脊柱骨折复位不满意，或仍有脊柱不稳定因素存在者。③影像学显示有碎骨片突出至椎管内压迫脊髓者。④截瘫平面不断上升，提示椎管内有活动性出血者。

到目前为止，不能确定手术干预是否会带来脊髓功能的恢复，但可以肯定的是术后瘫痪不会较术前进一步加重。做一个简单比喻，脊髓组织像一棵小草，外伤使小草变黄，骨折块和血肿就像压在小草上的石块，手术就是将压在小草上的石块搬走，给小草重新生长构建一个合适的环境，但要小草重获新生依然是目前医学科技水平所不能完全实现的。

（陈子贤）

66. 为什么膝关节容易损伤

我们通常说"人老先老腿，老腿先老膝"。膝关节炎就是"先老"的关节疾病，是中老年最常见的膝关节疼痛性疾病。膝关节是人体结构最复杂、运动最复杂的关节。之所以复杂，是因为它是由三个关节组成的一个复合大关节，即：髌股关节、外侧股胫关节和内侧股胫关节，另外在后两者之间还有两块有一定活动度的半月板。这些关节既有滑动运动，也有滚动运动。就是因为这些结构和运动特点，决定了膝关节容易受运动影响而遭受损伤。膝关节的结构发生损伤或畸形，则是关节炎发生和加重的起始原因。

（刘　杰）

—— 专家简介 ——

刘　杰

刘杰，副主任医师，副教授，上海长航医院骨科主任。中国中西医结合学会脊柱医学专业委员会脊柱微创（椎间孔镜）学组委员，上海市医学会创伤专科分会关节镜学组委员，上海市中西医结合学会骨伤科专业委员会委员。擅长关节畸形的矫形术、关节镜微创技术治疗关节疼痛、人工关节置换治疗晚期关节疾病、腰椎间盘突出症的保守治疗与椎间孔镜微创治疗等。

67. 膝关节炎是如何发生的

半月板纤维软骨、关节面的透明软骨损伤或退化，在关节炎发生和演变过程中扮演主要角色。受到专业化水平的影响，患者的治疗常常在门诊被以"关节炎""骨刺""扭伤"等模糊的诊断而耽误。就像鞋子里的破损鞋垫会磨损脚底板一样，破裂的半月板也会磨损它周围关节表面的透明软骨，使软骨逐渐变薄、破损,发生炎症而疼痛、肿胀。若长时间没有得到有效治疗,关节间隙就会狭窄,发生内翻畸形,就是"O"形腿,或发生外翻畸形,就是"X"形腿。就这样,骨性关节炎就真的发生了。无论关节面的透明软骨损伤在先,还是半月板软骨损伤在先,它们都会相互磨损,加速关节炎的发生和发展。

膝内翻畸形是关节炎的另一个重要原因。儿童时期具有佝偻病、膝关节周围骨骺损伤、骨折畸形愈合、感染、遗传等因素,在成人后容易形成"O"形腿畸形。膝关节处逐渐向外弯曲,内侧受力增加而产生疼痛,行走摇摆。需要在儿童时期预防其发生,发现佝偻病、"O"形腿畸形要及时就诊治疗,可以保守或手术治疗。成人后发现的"O"形腿畸形,即便没有疼痛,也应该早期矫正,避免以后发生关节炎。

（刘　杰）

68. 膝关节炎如何治疗和预防

膝关节疼痛,也常常被误诊,把小的问题当成"严重的关节炎",小病大治。真正的关节炎一般分为四期。早期关节炎大多与关节内的软骨损伤没有及时得到治疗有关,如果进一步拖延,到中期时,软骨损伤就严重了,可能需要自体软骨移植、关节清理。中期或早期的"O"形腿畸形合并关节炎,可以通过 HTO(胫骨高位截骨矫形)保膝治疗。晚期关节炎就需要人工关节置换了。要想预防这类关节炎的发生,就该选择好运动方式,控制适当的运动量,也要避免外伤。加强大腿和小腿肌肉的训练,增强膝关节的稳定性,有利于减少膝关节的损伤。如果有疼痛,需要专科医生评估膝关节,再选择合适的运动方式,避免进一步伤害关节。保守治疗无效,应就诊关节外科医生,早期干预,终止或减缓关节炎的发生和发展。

（刘　杰）

69. 什么是肩周炎

"肩周炎"其实是舶来语,它的全称是"肩关节周围炎"。在 19 世纪后期,法国和美国的医生同时发表的相关的文献描述了一类表现为肩痛、手举不起来的肩关节疾病,并把其命名为"肩关节周围炎"。也有专家认为这是一种肩关节囊的粘连。由于当时在医学界对肩关节疾病的认识并不是那么全面和细致,所以

"肩周炎"一词，就慢慢变成了肩关节疾病的总称了。

（庄澄宇）

—— 专家简介 ——

庄澄宇

庄澄宇，教授，上海交通大学医学院附属瑞金医院骨科主任医师。中华医学会运动医疗分会上肢学组青年委员，中华医学会骨科学分会关节镜学组委员，上海市医学会运动医学专科分会青年委员，上海市医学会创伤专科分会关节镜学组秘书。主要从事肩关节创伤及运动医学的治疗工作。

70. 什么是肩关节粘连

肩关节粘连，其实是一种疾病的表现形式。比如肩关节骨折经过保守治疗以后，肩关节的活动度受到明显的限制；再比如肩关节做过手术后出现活动受限等，都属于肩关节粘连的范畴。因此，医学上通常把肩关节粘连分为两大类，它们有专有的名称。一类称作"僵硬肩"，它是特指由一定原因引起的关节活动受限，比如之前说的外伤、手术等。另一类称作"冻结肩"，它是指没有明确的原因而引起的肩关节活动受限，也就是不知道为什么肩关节就活动不了了。

（庄澄宇）

71. 什么是"五十肩"

在我国的传统中医文献中就有"漏肩风""五十肩"一说。这种疾病的主要表现是肩关节疼痛并伴有活动受限，也就是我们通常说的肩痛、手举不起来。它有相对明确的年龄限制，也就是在 50 岁左右才出现症状。但是很多肩关节疾病都会表现出相同的症状，于是在 1992 年，美国召开的全美骨科年会上，大家达成了一致，把中医所说的"五十肩"归为"冻结肩"的范畴。这是一个比较规范的疾病名称。符合"冻结肩"的定义有几个要点：①没有受过伤，也就是你的肩部没有撞伤过，没有骨折，没有脱位，更没有手术史。②年龄在 50 岁左右。③肩关节全方位的活动都受到限制。

（庄澄宇）

72. "冻结肩"有哪些临床表现

（1）疼痛。起初肩部呈阵发性疼痛，多数为慢性发作，以后疼痛逐渐加剧或为钝痛、刀割样痛，且呈持续性，气候变化或劳累后常使疼痛加重，疼痛可向颈部及上肢扩散，当肩部偶然受到碰撞或牵拉时，常可引起撕裂样剧痛，肩痛昼轻夜重为本病一大特点，若因受寒而致痛者，则对气候变化特别敏感。

（2）活动受限。肩关节向各方向的活动均可受限，以外展、上举、内旋、外旋更为明显。随着病情进展，由于长期废用引起关节囊及肩周软组织粘连，肌力逐渐下降，加上喙肱韧带固定于缩短的内旋位等因素，使肩关节各方向的主动和被动活动均受限，特别是梳头、穿衣、洗脸、叉腰等动作均难以完成，严重时肘关节功能也可受影响，屈肘时手不能摸到同侧肩部，尤其在手臂后伸时不能完成屈肘动作。

（庄澄宇）

73. 如何治疗"冻结肩"

目前，对"冻结肩"早期主要采取保守治疗，例如采用口服消炎镇痛药、物理治疗、痛点局部封闭、按摩推拿等综合疗法，同时进行关节功能练习，包括主动与被动外展、旋转、伸屈及环转运动。当肩痛减轻而关节仍然僵硬时，可在全麻下手法松解并结合肩关节镜手术以恢复关节活动范围。一般来说，"冻结肩"的保守治疗要从两个方面着手，一是控制炎症，二是恢复活动度。由于疾病的发生、发展具有阶段性，所以在不同的时期要采用不同的治疗方法。在"冻结肩"的早期，由于处于炎症期，表现常常以肩关节疼痛为主，这时候服用消炎镇痛的口服药物就可以了，还可以结合局部的物理治疗。

（庄澄宇）

74. 脚脖子扭伤和脚踝软骨损伤是怎么回事

脚踝软骨损伤实际是一大类疾病，最为常见的是距骨软骨损伤，多数患者有明确的足踝部外伤史，如踝关节扭伤史（即"脚脖子扭伤"）、几个月前甚至几十年前发生过一次脚踝外伤，更有严重者可有脚踝部反复扭伤史。距骨软骨损伤患者主要表现为踝关节疼痛、肿胀，多数患者会感觉到脚踝深部疼痛，踩地负重行走后疼痛加重，而且是越走越痛，休息片刻或第二天起床后疼痛可明显改善。当然也有一部分患者并没有脚踝外伤史，但磁共振检查也发现并证实了距骨软骨损伤，那么这部分患者可能存在下肢内翻或者外翻畸形，也可能存在遗传、代谢性疾病等，也有一部分患者找不到病因。

正常情况下踝关节周围有许多韧带包裹，对稳定踝关节有重要作用。但当踝关节扭伤后，踝关节周围韧带会发生撕裂。通常情况下，经过休息、石膏固定等正规治疗，踝关节扭伤可自愈，不留后遗症。但是有少数患者踝关节扭伤后可发展为踝关节慢性不稳定，主要表现为踝关节习惯性扭伤，这时就不可大意，要警惕并及时去医院治疗了，因为反复踝关节扭伤可导致距骨软骨损伤。关节软骨表面非常光滑，一方面能减少关节活动时两骨间的摩擦，另一方面可缓冲运动时产生的震动，因此关节软骨对于维持关节正常功能至关重要。但软骨很"娇气"，一旦损伤，修复非常缓慢。

（朱　渊　李星辰）

75. 脚踝软骨损伤该如何治疗

早期诊断并及时治疗踝关节慢性不稳定尤为重要，对于症状比较轻的患者进行保守治疗，包括踝固定、本体感受器以及腓骨肌肌力锻炼等。对于保守治疗效果不明显患者，可考虑手术治疗，随着现代医学技术与理念的不断发展，踝关节慢性不稳定的手术治疗也从传统大切口手术改进到现在的经皮微创重建手术，在保证疗效的基础上，采用更小的皮肤切口，患者损伤小，术后恢复更快。

已经发生距骨软骨损伤的患者也不必过于紧张，只要经过正规的临床治疗，疼痛症状是可以逐渐缓解的。值得一提的是，对于没有疼痛不适症状的距骨软骨损伤，无须治疗，定期复查踝关节磁共振就可以了。对于有疼痛症状的距骨软骨损伤，症状较轻的患者可先采用保守治疗，包括休息、支具固定、功能锻炼等；经保守治疗疗效不明显的患者，可考虑手术治疗，根据软骨病灶大小、位置，选择关节镜下微创手术或自体骨软骨移植术。

（朱　渊　李星辰）

76. 哪些多发伤患者应该接受颈椎影像学检查

急性创伤特别是涉及头颅的损伤有可能会累及患者的颈椎。并不是所有(只有约 1/3)颈椎损伤患者都会出现神经功能受累的情况,而且损伤初期重要的临床特征——疼痛容易被其他损伤、药物治疗、瘾性物质、酒精中毒所掩盖。头颈联合伤中的颈椎损伤容易漏诊。损伤累及头面部和颈部损伤的患者均需要做颈椎影像学检查,以排除临床症状不明显的不稳定的颈椎骨折或脱位。另外儿童、老年、反应迟钝的患者在多发伤时也应进行颈椎影像学检查。

颈椎成像方法的选择要因人而异,一般认为是先颈椎三位平片(前后位、侧位和张口位),然后据情况选择 CT 或 MRI 作为补充。这种传统的颈椎成像评价骨折的总敏感性为 94%,但在创伤较大和多发伤的患者中,颈椎平片的投照质量和诊断质量会明显降低。患者会因各种原因不配合检查或配合程度欠佳,大大影响了投照位置的摆放,从而影响平片质量。高危创伤患者应用 CT 作为首选检查方法,这类创伤包括高速交通相撞类创伤、高空坠落伤、患者持续意识不清的重大头部损伤、骨盆或多发肢体骨折伤、出现与颈椎有关的神经学症状和体征的创伤。在病情稳定后,为了评价损伤平面和损伤严重性,磁共振检查要尽早进行,以确定治疗的方式和方法,判断预后转归。

(袁明远)

—— 专家简介 ——

袁明远

袁明远,博士,主任医师,硕士生导师,上海健康医学院附属浦东新区周浦医院放射科主任,上海市中西医结合学会影像医学专业委员会委员,多家杂志编委及审稿专家。

77. 抢救车祸多发伤，为什么有时要等几个小时才能手术

交通伤患者往往为多发伤，常常有颅脑损伤、全身多发骨折、肺挫伤、气胸、血气胸、失血性休克；有些还有腹部脏器损伤，如肝脾损伤；也会出现皮肤软组织撕脱伤和泌尿系统前列腺、尿道损伤等情况。这些患者一方面存在致命性的循环、颅脑、呼吸问题，分分秒秒需要进行抢救性治疗，维持生命；另一方面还需要快速发现主要致死性的诊断，并不断补充和发现问题，防止漏诊，还得根据患者的病情变化，协调各方面力量随时调整抢救治疗的力度。简单说，针对这类患者，要在很短时间内完成诊断、治疗、各部门协调三方面的工作，并根据病情变化随时改变和调整治疗方案。

交通伤伤情复杂，救治涉及急诊抢救室、创伤、骨科、脑外、普外、胸外、泌尿、介入、影像各科，需要输血科、麻醉科、手术室从人员、房间等方面紧急配合。交通伤达到一定严重程度需要紧急办理住院，因为费用等原因需要报批并开放绿色通道，当然患者的伤情、不断发生的变化和很多治疗措施还需要医生及时告知家属、单位，并签署各种知情同意书。

所以，完成上述诊断治疗协调工作都是需要时间的，而且患者进入医院急诊抢救室后就是在进行抢救，如果患者因为失血性休克很不稳定，匆忙中送去手术室，搬运中会加重出血，情况也许会更加糟糕。当然，如果遇到诊断明确的单纯脑出血、肝脾破裂、重大血管破裂大失血等非常紧急的情况，经验丰富的医生也会选择放弃上述大部分步骤，只做维持生命的简单处置，最快办理入院后直接进入手术室急诊手术抢救。

（贲道锋）

--- 专家简介 ---

贲道锋

贲道锋，海军军医大学附属长海医院烧伤外科、烧创伤中心、战创伤中心主任医师，教授，博士生导师。上海市医学会烧伤专科分会委员，上海市医学会创伤专科分会委员，《中华烧伤杂志》编委，中华医学会烧伤外科学分会创面修复与组织工程学组委员。

78. 什么是严重复合性创伤

严重复合性创伤是由于外界强大的暴力,例如严重的交通事故以及高处坠落等,所导致的一种高能量损伤。严重复合性创伤发生后,机体同时或相继发生至少两处或两处以上的脏器或解剖部位的创伤;其中至少一处创伤危及患者生命,多合并脑部、胸部、腹部损伤,出血快,失血量大,若不及时采取有效的措施进行救治可引发死亡。

这类创伤发生后,患者由于全身多处创伤相互作用,会引发较重的应激反应,导致机体生理性内环境发生紊乱;因损伤范围广泛,患者还易出现低血容量休克和严重低氧血症,尤其多见于合并严重胸部外伤者。同时,机体自身免疫功能受到一定程度的抑制,局部循环障碍、肠道菌群移位,再加上伤口有较重污染,促使感染有较高发生率,且多为混合性感染。突发严重复合性创伤后,在上述一系列感染、休克、应激的情况下,易发生多器官功能衰竭,使病死率增加。

严重复合性创伤发生后,首要问题是积极抢救患者的生命。积极抗休克,为后续进一步治疗做好准备。

由于严重多发伤的危险性和复杂性,因此对临床医生的要求很高。不仅要求医生有精湛的临床技术、高超的手术操作本领,能对危急症迅速做出果断的判断并及时采取有效的措施,还必须要有对伤者高度的责任心。

特别提醒

当发现身边的人受到较大的暴力导致了外伤,除了报警外,还要评估现场有无危险,必要时需要转移伤者离开危险地或间隔稍远处放置警示牌;如果现场无危险,就不要随便搬运伤者,等待专业人士救助。此外,如果发现伤者口腔内有异物或积血,可以将其头部侧偏,清除异物或积血使其呼吸通畅。如果发现伤者有活动性出血,可以压迫止血或近心侧扎牢,待专业人士到达后,告诉他们扎牢的具体时间。

(唐明杰)

—— 专家简介 ——

唐明杰

唐明杰,上海交通大学附属第六人民医院创伤骨科副主任。从事创伤骨科临床工作 10 余年，擅长各种复杂的创伤病例的诊断和处理及骨盆、髋臼骨折的诊治。

79. 严重复合性创伤患者四肢冰冷，为啥医院不给保暖

其实，严重复合性创伤患者通常都会出现四肢冰冷的症状，这是机体的自我保护。

一般而言，严重复合性创伤常常继发于严重创伤及急性大量出血，因此易导致低血容量性休克。

早期，机体自我保护，通过减少一些不太重要的脏器（四肢、肾脏等）的血流量，来确保机体重要脏器（如心脏、脑）充足的供血。因此，患者会出现尿量减少、四肢体温下降。为了加快重要脏器的供血，机体又会使脉搏加快来加大输出量。

如果这一点没有得到足够的重视而补充充足的血容量，那么随后一些重要脏器也会出现供血下降，此时，患者除了四肢体温进一步下降，表现为四肢厥冷、面色苍白、尿量几乎为零外，还会由于脑缺血导致意识障碍（烦躁、淡漠、嗜睡等）并由于心脏缺血导致血压下降、脉搏细速等。

因此，并不是医院不给患者保暖。只有当出血停止、血容量恢复后，四肢才会慢慢恢复温度。

特别提醒

严重复合性创伤伤情变化快、病死率高，受伤部位越多，病死率越高。严重的病理生理紊乱、伤情的瞬息万变，患者的生存机会有可能稍纵即逝。能否及时而有效地复苏直接关系到患者抢救的成败。复苏的关键是迅速恢复有效循环血容量，只有迅速建立通畅的输液途径才能为进一步抢救赢得时间。

（于晓巍）

—— 专家简介 ——

于晓巍

于晓巍，上海交通大学附属第六人民医院东院骨科副主任医师，硕士生导师。国际矫形与创伤外科学会（SICOT）委员，中国医疗保健国际交流促进会委员，中华医学会医学工程学分会数字骨科学组委员，上海市医师协会骨科医师分会关节学组委员，上海市医学会创伤专科分会青年委员会委员。

80. 为什么严重创伤的患者会感到极度恐惧、害怕

临床上有一部分患者,既往经历过严重的复合性创伤,接受医院正规治疗后,在出院后的很长一段时间内,表现出突发性极度恐慌和畏惧,这一现象被称为创伤后应激障碍(PTSD),又叫延迟性心因性反应,是指对创伤等严重应激因素的一种异常的精神反应。它是由于受到异乎寻常的威胁性、灾难性心理创伤,导致延迟出现和长期持续的心理障碍。应激源往往具有异常惊恐或灾难性质,常引起个体极度恐惧、害怕、无助之感,几乎所有经历这类事件的人都会感到巨大的痛苦。PTSD 发病多数在遭受创伤后数日至半年内出现,主要临床表现如下。①再体验:有时会将受伤时的情景再现,而且内容非常清晰和具体。②回避反应:出于对再体验的痛苦,患者会主动回避一些可能引发创伤体验的事和物。③高警觉:就是对许多小的细节都有比较强烈的反应。

目前治疗措施为心理治疗结合药物治疗,即药物辅助下,采用支持和解释心理治疗,建立良好的医患关系,主要是获得患者对于服用药物的理解和接受,在药物取得一定疗效的基础上,进行认知心理治疗,可能会取得更好的效果。

(陈元元)

81. 发生严重复合性创伤后的患者需要立即止痛吗

痛觉可作为机体受到伤害的一种警告,引起机体一系列防御性保护反应。在严重复合性创伤后,疼痛的位置常指示损伤之所在,而疼痛的性质也可间接说明损伤的类型,可以为明确诊断提供帮助。如果盲目地使用止痛药和镇静药,虽然暂时缓解了疼痛,但由于用药后掩盖了疼痛的部位、性质以及疼痛的规律,不利于医生观察病情和判断患病部位,反而可能导致误诊,延误治疗,因此从某种意义上来说,疼痛的存在,有利于对患者病情的观察、诊断与治疗,不能立即止痛。

但某些剧烈疼痛,会给患者带来一种难以忍受的折磨,引发机体一系列的生理改变,甚至加速病情发展。因此,在不影响对病情观察及诊断的条件下,医生有责任帮助患者消除疼痛。止痛的方法多种多样,使用镇痛药和镇静药只是其中一种有效方法。对于四肢、骨盆、脊柱骨折或损伤导致的疼痛,可以积极、妥善固定制动,避免过多搬动患肢,从而减少患者疼痛,同时积极冰敷,既可以减轻疼

痛,又不会影响病情判断。

　　总之,对于严重复合伤的患者,积极抢救生命永远都是第一位的,在不影响抢救、不影响对病情的观察及诊断的条件下,才能积极地给患者止痛,减少其痛苦。

（张　权）

—— 专家简介 ——

张　权

张权,教授,博士,硕士生导师,复旦大学附属华山医院骨科主任医师。中华医学会骨科学分会委员,中国医师协会骨科医师分会委员,上海市医学会骨科专科分会创伤学组委员,国家自然科学基金评审专家。主要从事骨科创伤的治疗与复健、骨质疏松症的预防与治疗,对骨折及软组织损伤的救治及后遗症处理有丰富的经验。

82. 严重复合性创伤的患者在术后护理方面需要注意什么

　　严重复合伤患者具有伤情重、变化快、死亡率高等特点。做好严重复合伤患者的观察与护理,是降低病死率的一个重要方面。术后护理时需注意以下几个方面。首先,注意观察生命体征,定时监测体温、脉搏、呼吸、血压。多发性损伤可致失血、失液性休克及创伤性休克。休克早期由于机体的代偿作用,血压可能下降不明显,但可表现为脉搏加快。其次,密切观察患者的全身情况,如神态、皮肤及尿量的情况,这些指标可反应心、脑、肾及循环功能状态,以指导临床治疗。再次,注意尿管、胃肠减压管、腹腔引流管等是否通畅,以保证诊治过程的顺利进行。严重复合伤患者伤情复杂,留置管道多,卧床时间长,易发生各种并发症。尤其要注意下肢静脉血栓形成、肺栓塞、坠积性肺炎、泌尿系感染等并发症,需要辅助患者进行肢体功能锻炼,加强翻身、拍背、咳痰等护理措施。最后,应该做好患者心理疏导工作。突如其来的各种创伤给患者带来了恐惧和紧张,特别是当严重创伤造成患者器官损伤和肢体残缺时,更会使患者产生悲观失望和厌世的心理,这些都给治疗带来了困难,使病情加重、恶化。因此,要做好患者的心理护理,用亲切和蔼的语言,与患者多鼓励、多交谈,使患者树立战胜疾病的信心。

特别提醒

术后护理是医治创伤的重要部分，千万不能忽视。

（陈文钧）

—— 专家简介 ——
陈文钧

陈文钧，主任医师，硕士生导师，复旦大学附属华山医院骨科副主任，华山医院北院骨科执行主任。上海市中西医结合学会骨伤科专业委员会副主任委员，上海市医学会创伤专科分会创伤骨科学组组长，上海市医学会骨科专科分会创伤学组委员，国际内固定研究学会中国区讲师。目前从事骨科创伤领域的临床和科研工作。

83. 什么是创伤性休克

受到严重创伤后，早期出现明显口渴、精神兴奋或烦躁不安，血压正常或偏高，随后收缩压下降到 90 毫米汞柱以下，或者平常有高血压病史，收缩压下降 40 毫米汞柱以上。脉压减少、心率增快、末梢循环障碍、表浅静脉萎陷、尿量减少、出冷汗，即可能发生了创伤性休克。

（李文放）

84. 人受伤后出血多少会危及生命

一般人正常循环血量为 5 000 毫升左右，当受伤后出血量达到人体循环血量的 15%，即 750 毫升左右，伤者会出现头晕、胸闷、口渴、精神兴奋或烦躁不安等表现，如得不到及时有效的处理会危及生命。

（李文放）

85. 止血带是干什么用的

止血带是用于四肢大出血急救时简单、有效的工具，它通过压迫血管、阻断血行来达到止血目的。止血带以橡皮条或橡皮管为好，不宜用布带、电线等无弹性的带子。绑扎位置应在伤口的上方(近心端)，并尽量靠近伤口，以上臂的上1/3 和大腿上中部为好，小腿和前臂不能上止血带，因该处有两根骨头，血管正好走在两骨之间，上止血带起不到压迫血管的作用。上臂的中 1/3 部位亦不能上止血带，因它可能引起神经损伤而致手臂瘫痪。用左手的拇指、示指、中指夹持止血带头端，将尾端绕肢体一圈压住头端后再绕一圈，左手示指、中指将尾端按住并从其下方牵出。

止血带会阻断血液的流动，捆扎的时间过长会严重损伤组织，甚至导致肢体坏死。应有明显标记，记录上止血带的时间，尽快送医，上止血带时间不宜超过3 小时。止血带只能用于捆扎四肢，绝不要捆扎头部、颈部或躯干部。也不要用其他的物品覆盖，不要遮住捆扎在肢体上的止血带。止血带应上在伤口近端，不强调上下肢的标准部位。压力要适当，以刚达到远端动脉搏动消失、止住动脉出血为度。

（李文放）

86. 创伤后为什么会发热，需要处理吗

一般情况下，受伤后由于坏死组织吸收等原因会出现低热，不超过 38 ℃，若体温持续超过 38.5 ℃，表明有可能出现了感染，应该积极处理。

（李文放）

烧｜伤｜和｜动｜物｜咬｜伤｜等

87. 被热水烫了，为什么到医院诊断是烧伤

烧伤是一个统称，通常是指由热水、蒸汽、火焰、电流、酸、碱、磷等多种因素所引起的皮肤或者皮下组织，甚至更深部肌肉、血管、神经等组织的损伤，因此医学术语上烫伤也被称为烧伤。日常生活中儿童烧伤很常见，约占生活中烧伤患者的一半，因此儿童烧伤的预防和急救处置非常重要。成人烧伤除了上述原因外还有热水袋、电热毯、暖宝宝等低温烫伤，所谓低温烫伤是指烫伤的温度并不高，有时可能只有 60～80 ℃，但皮肤接触热源的时间较长，常见于深睡中，或者昏迷、痛觉不敏感的患者，家人或者护理人员经验不足，好心给他们用热水袋取暖却造成烧伤。成人在医院接受艾灸等理疗时温度、距离、时间掌握不当，或者在家中自行治疗不当，也常常会引起烧伤。

（贲道锋）

88. 烧伤如何现场急救

烧伤发生后及时准确的现场急救，可为后期治疗奠定良好的基础。烧伤现场急救主要是迅速脱离致伤源，并进行必要的紧急救治。

（1）一旦烧伤，除立即脱离现场外，衣物着火时应迅速脱去，用自来水冲洗，或就地卧倒打滚压灭，或用各种物体扑盖灭火，最有效的是用大量的水灭火，无自来水可跳入附近浅塘、河湾，或者用不易着火的覆盖物如大衣、毛毯、雨布、棉被等覆盖灭火。衣服不好脱，可穿着衣服尽快做冷水浴。不用害怕用冷水冲烧伤处会污染伤口，尽快冲冷水可以防止烧伤面积扩大和热力对皮肤的继续作用而加深烧伤深度。切忌站立喊叫或奔跑呼救，以防头面部及呼吸道吸入火焰损伤。

（2）当气体、固体烫伤时，应迅速离开致伤环境。

（3）当化学物质接触皮肤后（常见的有酸、碱、磷等），应迅速脱去浸等化学物质的衣服，并用大量水冲洗，磷烧伤还可将创面浸泡在水中隔绝空气并洗去

磷粒。

（4）当触电后应立即关闭电源。

（5）合并其他损伤，如严重车祸、爆炸事故时烧伤同时合并有骨折、脑外伤、气胸或腹部脏器损伤，均应按外伤急救原则做相应的紧急处理，如用急救包填塞包扎开放性气胸、制止大出血、简单固定骨折等，再送附近医院处理。

（6）保护烧伤创面，防止再次污染。创面一般不涂有颜色的药物（如红汞、紫药水等），以免影响后续治疗中对烧伤创面深度的判断和清创，对浅度烧伤的水疱一般不予清除，大水疱仅做低位剪破引流，保留水疱皮的完整性，起到保护创面的作用。

（贲道锋）

89. 如何预防儿童烧伤

生活烧伤中儿童烧伤约占一半，发病率很高。儿童一旦被烧伤，轻则给孩子带来肉体上的极大痛苦和对家庭经济产生影响，重则遗留瘢痕，影响外观甚至功能，需要多次手术整形，严重的还可危及生命或造成终身残疾，成为家庭和社会的负担。因此小儿烧伤的预防，关系到千家万户的幸福与安宁。由于儿童烧伤（特别是 3 岁以下者）绝大部分是抚教人员照顾不周所造成的，只要我们大力普及烧伤预防知识，家长及幼教人员共同重视，加强对儿童的防意外看护，小儿烧伤，尤其是严重烧伤的发病率一定会大大下降。

预防小儿烧伤的方法有哪些？首先儿童烧伤多发生于学龄前儿童，以 6 个月到 4 岁儿童发生率最高。因为这个时期的小儿天真好奇、活泼好动，但又缺乏生活知识，动作不协调，所以往往造成生活中烧伤，所以家长和幼教人员要特别注意这个年龄段的儿童。①家长要经常给孩子进行一些安全教育，让孩子知道容易导致烫伤的物品千万不要去碰。②儿童在澡盆内洗澡时，应先放冷水再加热水。若使用热水淋浴也要小心，调好水温再抱儿童进来。大人要养成经常试水温的习惯。门急诊经常会遇到家长先放热水，还没加冷水时，儿童踩入或坐入热水盆中造成臀部、会阴及下肢烫伤，有些孩子烧伤面积非常大。③家庭中一切温度较高的液体及其容器，如热汤、热稀饭、开水瓶等应放在儿童够不着或容易撞翻的安全地方。煮饭时小孩往往喜欢往厨房跑，稍不留神就打翻热滚滚的汤和稀饭，所以最好不准小孩入内，更不能抱儿童煮饭、炒菜，尤其不能单独留儿童在厨房或火炉旁。饭桌上若没有大人看管小孩，热汤要最后再端出来。④教育小孩不要玩火，家庭中火柴、打火机、煤油、汽油、化学易燃品、洗厕所用的酸碱等应放在儿童不能接触到的安全地方。⑤教育儿童不随意摆弄家用电器，不玩耍和接近电源开关、插头、电线等，以免造成电烧伤。⑥冬天取暖时，热水袋外应用较厚的布套妥善包好，不与小儿皮肤直接接触，水温应低于 70 ℃。

（贲道锋）

90. 触电后如何急救

触电也称电击伤，是一定强度的电流或电能量通过人体所引起的不同程度的组织损伤或器官功能障碍，甚至导致死亡。电击伤最大的危害是电流通过心脏易导致心搏骤停，电流能量转化为热量还可造成电烧伤。

在急救电击伤时应注意：如果发现有人在高处（房上、椅子上）触电，还需预防触电者脱离电源后从高处摔下；如伤者被高压线击倒，严禁贸然接近，只有将高压线的电源切断后才可接近伤者进行现场急救；触电者未脱离电源前，救护人员最好是一只手操作，以防触电；夜间发生触电事故，应考虑切断电源后的临时照明问题，以便于开展救护工作。

（李文放）

91. 如何处理手脚冻伤

当发生冻伤时，首先需根据病情分别施治，常见的冻伤分一度和二度冻伤两种。一度冻伤：又叫局限性冻疮。冻疮多位于手足部、耳朵或鼻等暴露部位，在 0 ℃以上、10 ℃以下的低气温时出现血液循环不良而形成的。冻疮部位的皮肤苍白、淡紫，并有水肿、发硬。局部受暖后，皮肤变红、发痒、轻微灼痛。因发痒搔破时，伤口不易愈合。二度冻伤：是指 0 ℃以下低温所致的冻结性损伤，受伤部位除有红肿外，还有大小不等的水疱出现，深部组织发生水肿，疼痛比较厉害，对冷、热、针刺感觉可完全消失。

处理方法如下。一度冻伤的处理方法：①速离低温现场和冰冻物体，如果衣服与人体冻结，应用温水融化后再脱去衣服。②保持冻疮部位清洁，同时轻柔地按摩或经常用棉球蘸酒精轻轻揉擦，使皮肤稍微发红，以促进血液循环的恢复。要注意局部保暖，外涂冻伤膏。需要注意的是，冻伤部位不要用热水泡或用火烤，也不要用雪或冰直接摩擦。二度冻伤的处理方法：①及早采取措施以减少组织坏死并预防感染。应尽快使受伤部位复温,可将冻伤部位放在 18～25 ℃ 温水中,在 5～7 分钟内将水的温度加到 38～42 ℃,同时轻柔地按摩受伤部位,促进血液循环的恢复,浸泡以冻伤部位发红为止,一般不要超过 30 分钟,之后用肥皂水洗净,用棉垫包扎好,同时可饮一些热茶、热汤。注意不可用热水浸泡,更不可直接用火烤。②小水疱要包扎保护好,大的水疱,可在水疱最低位用消毒针头刺破水疱,让疱液流出来,然后包扎好。③如果伤处出现溃烂或化脓,手足的指(趾)部由于冷冻而呈现紫色或有大面积冻伤和坏死时,应尽快到医院治疗。

(毛恩强)

—— 专家简介 ——

毛恩强

毛恩强,博士,教授,博士生导师,上海交通大学医学院附属瑞金医院急诊科主任。中国医师协会胰腺病学专业委员会副主任委员,上海市医学会急诊医学专科分会委员兼秘书,上海市医学会创伤专科分会创伤急救学组组长。擅长休克、脓毒症及重症急性胰腺炎等内、外科危重患者的救治。

92. 被生锈的铁钉扎到了该怎么办

如果伤口不是很深,在受伤后,应该尽快用双氧水(过氧化氢)涂擦和清理伤口,因为破伤风梭菌为厌氧性细菌,在富氧的环境下反而不容易存活,所以用双氧水就是为了破坏细菌的生存环境,降低感染的可能性。在初步处理后,最好再到医院处理、治疗一下,如果有必要,可考虑打破伤风的预防针(必须先做皮试)。如果伤口比较深,应该尽快到医院检查治疗。

(毛恩强)

93. 被狗咬伤后的处理步骤有哪些

若不慎被狗咬伤,应迅速在咬伤后几分钟内对伤口进行清洗消毒。具体处理方法如下。

(1) 若伤口流血,不要止血:只要不是流血太多,就不要急着止血,因为流出的血液,可将伤口残留的狗唾液冲走,自然可起到一定的消毒作用。

(2) 对流血不多的伤口进行挤血排毒:要从近心端向伤口处挤压出血,以利排毒。

（3）用大量清水或肥皂水冲洗伤口：用 10 000 毫升以上的清水或肥皂水冲洗伤口，时间不低于 15 分钟，若伤口较深，则需将注射器伸入伤口内进行灌注，清洗时间至少 30 分钟以上，尽可能地去除所有的狗唾液。若周围一时无水源，可以先用人尿代替清水冲洗，然后再设法找水。

（4）冲洗后消毒：冲洗后再用医用酒精或 50～70 度的白酒，涂擦伤口数次，最后再用碘酒擦洗伤口。

（5）消毒完毕后不要包扎伤口：涂擦完毕后切记伤口不宜包扎、缝合，应尽可能暴露伤口。

（6）注射疫苗：经过上述处理后，应立刻将伤者送到医院或防疫站，注射狂犬疫苗、破伤风抗毒素及抗生素，最好不要超过 24 个小时。

（毛恩强）

94. 被蜜蜂蜇伤了该怎么办

被蜜蜂蜇后，较轻的患者会在被蜇伤处的中心出现红斑、丘疹或风疹块，并伴有烧灼和刺痛感；较重的患者在被蜇伤处会立即出现一片潮红、肿胀、水疱，并伴有瘙痒或疼痛感，同时还会伴有发热、头痛、呕吐、痉挛等全身症状。如果是过敏体质的患者，会迅速发生脸部肿胀，以及出现荨麻疹、喉头水肿、腹痛、呼吸困难、血压下降、神志不清等现象，甚至可导致死亡。

被蜜蜂蜇伤后的处理办法：①立刻将毒刺拔掉。②用冰块敷在蜇咬处，可以减轻疼痛和肿胀。如果疼痛剧烈，可以服用一些止痛药物。③如果蜇伤处有蔓延的趋势，可能有过敏反应，可以服用一些抗过敏药物，如苯海拉明等。④密切观察半小时左右，如果发现伤者有呼吸困难，呼吸音变粗、带有喘息声，要立即送至最近的医院急救。

（毛恩强）

95. 如何应对毒蛇咬伤

毒蛇咬伤后不要剧烈奔跑，以减缓人体对蛇毒的吸收和蛇毒在人体内的传播速度，减轻全身反应。记住伤口的形态，详细告知急救的医务人员，如果能把蛇打死，则带上死蛇，以便医务人员及时、正确地给予治疗。被毒蛇咬伤后应立即用柔软的绳或带结扎在伤口上方,以阻断静脉血和淋巴液的回流,减少毒液吸收,防止毒素扩散,每隔 15～20 分钟放松 2～3 分钟。应急排毒,立即用冷茶、冷开水或泉水冲洗伤口或由上而下将伤口不断挤压 15 分钟左右,挤出毒液。如果伤口里的毒液不能畅通外流,可用吸吮排毒法,无工具时可直接用嘴吸吮,但必须注意安全,边吸边吐,每次都用清水漱口。经初步处理后马上送医。

(李文放)